내 몸을 살리는
호르몬

"건강한 한진 씨의 호르몬 라이프"

내 몸을 살리는 호르몬

오한진 지음

● 프롤로그

호르몬의 폭발은 인생의 통과의례

호르몬 폭발과 함께 찾아온 불타는 청춘의 밤

지금 생각해봐도 나는 딱히 모범생은 아니었던 것 같다. 예상에 못 미친 대입 시험 성적을 본 아버지는 "빠듯한 교사 봉급으로는 국립대학이 아니면 보낼 수 없다."며 지방 국립대 의대에 지원하라고 하셨다. 나름 우수한 성적으로 입학은 했으나 타지의 대학 생활, 게다가 딱딱한 의대 공부는 영 재미가 없었다.

그래서 소위 '딴따라 인생'을 시작했다. 공부에 흥미를 못 느끼고 뭔가 짜릿한 것을 찾아다니는 동기들을 모아 음악 서클을 만들었다. 젊은 대학생 서넛이 모인 무명의 밴드는 무대를 찾아 어디든 갔고, 반년 이상을 고고장 오프닝 밴드를 하기도 했다. 오후 6시에서 8시, 손님이 없어 한산한 고고장에서 하고 싶은 노래를 내지르며 세상을 집어삼킬 것 같은 젊음을 만끽했다.

물론 생활이 여유로웠던 것은 아니다. 의대 전공 수업에 필요한 비싼 책값을 받아다가 악기를 사고, 택시비를 내기 위해 밥도 못 사 먹으며 동분서주했다. 대학교에서 연습장으로 또 고고장으로 하루에도 몇 번씩 옷을 갈아입으며 움직여야 했기 때문에 밥값보다도 택시비가 우선이었다. 그때는 험한 일도 험한 장소도 마다하지 않았다. 변변한 연습장을 구하지 못해 과수원의 과일 보관 땅굴을 빌려 쓰다가 감전 사고를 당한 적도 있었다. 지하의 습한 곳에 마이크 선을 연결해놓으니 한 번은 일어날 법한 사고였다. 그럼에도 불구하고 '청춘의 열기'는 쉽게 꺾이지 않았다. 그때는 변변치는 못할지라도 그렇게 평생을 살아갈 수 있을 것만 같았다.

누구나 경험하는 '호르몬의 폭발'

마침 호르몬에 대한 자료를 정리하던 어느 날, '37기 정기 공연 초대장'을 받았다. 내가 대학교 때 만든 밴드 동아리가 아직도 명맥을 유지하고 있다는 놀라움과 뿌듯함이 밀려왔다. 그리고 내 젊음의 한때를 '호르몬이 폭발하던 날들'로 정의할 수 있게 되었다. 20대의 나는 아드레날린과 코르티솔이 만들어낸 젊음과 청춘의 열기 속에 그야말로 푹 빠져 있었던 것이다.

"혹시 호르몬의 폭발을 경험해본 적이 있습니까?"하고 물으면 나처럼 '화려했던 날'을 떠올리는 이들도 있겠지만, "글쎄."하며 무덤덤한 반응을 보이는 이도 있을 것이다. '평범한 사람한테 호르몬 폭발은 무슨…….'하고 심드렁한 반응을 보이는 이도 있을 것이다. 그러나 호르몬에 대해 배운 한 사람으로 확언하건대 '그럭저럭한 인생을 살았다.'고 생각하는 이들조차도 호르몬의 폭발은 몇 차례씩 경험했을 것이다. 왜냐하면 대단한 사람이든 평범한 사람이든 인생의 통과의례를 꼭 거치기 마련이니까. 비단 젊음의 한때뿐만 아니라 사랑과 결혼, 출산과 육아 등은 모두 호르몬의 폭발 없이는 일어날 수 없는 일들이기 때문이다.

인체의 거대한 소통 도구, 호르몬

"그런데 인생의 통과의례를 만들어낸다는 호르몬은 도대체 무엇인가요?"

호르몬에 대한 이야기를 막 시작하려는 내게 꼭 이렇게 선수를 쳐서 질문을 던지는 이들이 있다. 질문자는 멀뚱멀뚱한 눈으로 답을 기다리지만 안타깝게도 호르몬에 대해 연구하고 책까지 쓰는 나조차도 호르몬을 직접 눈으로 보거나 만져본 적은 없다. 그런데도 그 중요성에 대해서는 입에 거품을 물고 힘을 주어 이야기한다. 익숙하기는 하나 알 듯 모를 듯한 호르몬에 대해 내가 해줄 수 있는 간단한 답은 이 정도이다.

호르몬은 인체의 활동이나 생리적 과정에 필요한 정보를 전달하고 자극하여 균형을 유지하는 물질이다. 불과 얼마 전까지도 갑상샘호르몬(갑상샘에서 분비되어 우리 몸에 작용하는 물질)과 같이 내분비계에서 분비되어 인체에 각종 정보를 전달하는 물질 정도로 이해되었다. 하지만 요즘은 신경조직이나 면역계에서 분비되는 다수의 물질들도 호르몬의 범주에 포함해 설명하는 경우가 많다.

그렇다면 호르몬의 구체적인 기능은 무엇인가?

고려 시대, 조선 시대에는 봉화에 불을 피우거나 파발마를 띄워 적의 출현을 도성에 알렸다. 이후 소식을 전하는 방법은 편지나 엽서로 발전하였다. 전신이나 교통이 발전하면서 좀 더 빠르게 정보를 전달하게 되었다. 그리고 최근에는 SNS social network service 나 스마트폰의 메신저 기능 등으로 실시간으로 정보를 공유하게 되었다.

우리가 사는 세상에 이처럼 다양한 소통 경로가 있는 것처럼 인체에도 소통을 담당하는 3가지 조직이 있다. 내분비계에서 분비되는 호르몬(내분비계 호르몬)은 가장 대표적인 조직이라 할 수 있다. 신경전달물질(신경계 호르몬)은 뇌세포와 신경이 서로 자극을 주고받으며 다양한 감정을 느낄 수 있게 해준다. 면역세포를 포함한 면역계에서 분비해 위험 물질을 확인하거나 공격하도록 하는 사이토카인(면역계 호르몬)도 주요 소통 물질이라 할 수 있다.

알면 알수록 호르몬은 중요하다

호르몬이 우리의 현실에서 중요한 이유는 호르몬의 작용 없이는 우리 일상의 사소한 것조차도 제대로 할 수 없기 때문이다. 아침에 눈을 뜨면 학교나 회사에 가든 집안일을 하든 뭔가를 하고, 밤이 되면 잠을 잔다. 이 모든 과정에서 호르몬이 작용한다.

불같은 사랑이나 편안한 관계, 맹렬한 투쟁이나 편안함과 같은 감정도 호르몬에서 비롯된다. 누구도 도파민과 세로토닌을 빼놓고 열정적인 사랑을 경험할 수 없고 코르티솔 없이 스트레스를 견딜 수도 없다. 그래서 호르몬이야말로 인간의 삶에서 빼놓을래야 빼놓을 수 없는 존재이다.

실제 인체를 관장하는 호르몬은 성장호르몬, 성호르몬, 스트레스 호르몬 그리고 환경호르몬에 이르기까지 다양하다. 구체적으로 살펴보면 내분비계 호르몬은 성장과 성적 지각, 에너지의 활용에 영향을 미친다. 성장호르몬 등은 아이들의 성장에 관여하며 키와 몸무게가 늘어나도록 해준다. 성호르몬이 분비되면 남자나 여자로서 성 징후가 나타나고 임신과 출산이 가능해진다. 섭취한 음식에서 에너지를 생성하고 만들어진 에너지를 저장하는 데에도 호르몬이 관여한다. 신경계 호르몬은 기쁨과 슬픔, 괴로움과 아픔 등의 감정이 일어나는 데 영향을 미치고 여러 사건들을 기억하고 저장하는 일에도 관여한다. 면역계 호르몬은 외부에서 침입하는 위험 물질로부터 우리 몸을 보호할 수 있도록 도우며, 우리 인체가 외부 환경의 변화에 잘 적응할 수 있도록 작용하기도 한다.

'질병'은 호르몬이 보내는 강력한 메시지

그런데 신기하게도 이토록 많은 일을 하는 호르몬의 양은 인체의 무게에 비해 매우 미미하다. 100만분의 1 내지 수십억분의 1밀리그램만 존재해도 그 기능을 할 수 있다. 그러나 여기에는 하나의 맹점이 있다. 그 양 자체가 아주 적기 때문에 아주 작은 변화에도 쉽게 균형을 잃을 수 있다는 것이다. 인체는 호르몬의 균형이 깨진 상황을 우리에게 알릴 때 아주 강력한 메시지를 사용한다. 바로 '질병'이다.

코르티솔의 부족과 과잉은 스트레스로 인해 육체적, 정신적 에너지가 고갈되는 번 아웃burn out 상황을 몰고 온다. 멜라토닌의 부족은 죽을 만큼 고통스러운 불면의 밤을 가져와 인간을 고통스럽게 한다. 자연스러운 폐경조차도 여성호르몬의 부족으로 인한 갱년기 증상을 일으키고 골다공증과 같은 질병을 야기한다. 인슐린과 렙틴의 부조화는 식욕 조절을 불가능하게 해 비만과 다양한 대사증후군을 나타낸다. 과도하게 인체에 쌓인 환경호르몬은 생리불순과 정자 수 감소 등을 일으키며 성적 문제를 야기하기도 한다.

안타까운 것은 다양한 질병의 원인이 호르몬 부족과 과잉 그리고 불균형에서 시작되는데 의외로 많은 환자들이 이를 잘 모른다는 것이다. 일생을 호르몬의 영향권에 살면서도 정작 호르몬에 대해서는 아는 것이 없다. 평소에 호르몬에 대해 전혀 관심을 기울이지 않으니 아프기 시작하면 병원에 오는 것 외에 방법을 찾지 못하는 환자가 대부분이다.

장수 사회에 대한 두려움, 호르몬으로 해결하자
"유병 장수는 과연 축복인가?" 의학계에서도 의견이 분분하다. 개인적으로는 건강을 잃은 채 진보한 의료 기술에 의존해 수명만 늘이는 삶은 무의미하다고 생각한다. 삶은 기간도 중요하지만 더 중요한 것은 질이다. 그 질을 결정하는 최대 필요조건이 바로 건강이다.

장수 사회로 나아갈수록 호르몬에 대한 관심이 커져야 한다. 치료보다 예방이 먼저이듯, 질병이라는 이상 신호를 만나기 전에 호르몬을 적절히 관리하는 생활이 선행되어야 한다. 그러기 위해서는 물론 좀 더 알아가는 과정이 필요하다.

이 책의 앞부분은 독자들이 다양한 호르몬의 이름과 기능을 잘 이해할 수 있도록 스토리텔링 형태로 썼다. 평범한 직장인 한진 씨가 하루와 일생에 걸쳐 겪는 다양한 에피소드를 통해 주요 호르몬들이 어떻게 우리 몸에 영향을 미치는지 쉽게 설명했다. 2장에서는 호르몬에 대한 개괄적 설명을 담았다. 호르몬 불균형이 가져오는 대표적인 질병과 구체적인 검사법을 확인할 수 있다. 3~5장에서는 갱년기·비만·스트레스와 호르몬의 상관관계를 설명하고, 호르몬 조절을 통해 관련 질병을 해결해 나가는 방법을 안내했다. 그리고 6장에서는 호르몬 관리를 통해 건강을 지킬 수 있는 8가지 생활 수칙을 정리했다. 호르몬 균형을 지키는 좋은 생활 습관을 만드는 데 도움이 될 것이다.

    나는 호르몬에 대한 다양한 수식어 중에 '인체의 조용한 파수꾼'이란 말을 좋아한다. 물론 호르몬이 요란한 경고 사이렌이 아니라 조용한 파수꾼으로 남기 위해서는 우리 스스로의 노력이 필요하다. 이 책이 호르몬이란 파수꾼을 잘 돌보는 작은 계기가 되기를 바란다.

오한진

차례

프롤로그 호르몬의 폭발은 인생의 통과의례 • 4

 1장 건강한 한진 씨의 호르몬 라이프

하루를 관장하는 24시간의 호르몬 • 19
한진 씨의 하루 #1 오늘도 달려라, 한진 씨! – 눈을 뜨고 하루를 시작하게 하는 호르몬
한진 씨의 하루 #2 결전의 날, 잘 좀 봐주세요 – 위기와 스트레스를 관리하는 호르몬
한진 씨의 하루 #3 밥 좀 편히 먹자고요 – 식욕과 에너지 충전을 담당하는 소화의 호르몬
한진 씨의 하루 #4 폭풍우를 막아주는 우산 같은 사랑 – 사랑을 시작하게 하는 호르몬
한진 씨의 하루 #5 고달픈 안 대리, 속 시원한 한진 씨 – 희로애락과 이성에 작용하는 감정의 호르몬
한진 씨의 하루 #6 그래, 잠이나 자자 – 휴식과 꿀잠을 부르는 수면의 호르몬

일생을 관장하는 100년간의 호르몬 • 47
한진 씨의 일생 #1 우리 결혼할까요? – 정열적으로 짝을 찾아 나서는 청춘기
한진 씨의 일생 #2 아내의 뱃속에 아기가? – 성별이 나뉘는 태아기
한진 씨의 일생 #3 이 아이와 평생 친구가 될 거야 – 유아 사춘기를 경험하는 유아기
한진 씨의 일생 #4 이 아이가 얼마나 클까? – 아플 정도로 몸이 커지는 아동기
한진 씨의 일생 #5 내 자식이지만 정말 밉다 – 온갖 위험을 무릅쓰는 사춘기
한진 씨의 일생 #6 요즘 아내가 무섭다 – 성 정체성이 바뀌는 갱년기
한진 씨의 일생 #7 아내의 새로운 이름은 친구 – 남녀가 아닌 인간으로 성숙해지는 노년기

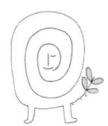

2장 호르몬은 내 몸에 흐르는 SNS

호르몬은 최고의 메신저 · 85

내 몸에 흐르는 주요 호르몬 · 95

호르몬 이상을 알아보는 검사들 · 101

생명을 위협하는 호르몬 이상 바로 알기 · 105
대표적인 호르몬 질환, 고혈압과 당뇨병
에너지대사를 망치는 갑상샘 질환
골다공증과 요로결석의 주범, 부갑상샘 질환
너무 작거나 너무 커지는 저신장증과 말단비대증
젖이 나오는 유루증과 소변을 자주 보게 되는 요붕증
스트레스를 관장하는 부신의 질병들

3장 호르몬으로 해결한다 1 - 제2의 사춘기, 갱년기

중년에 찾아온 이상한 변화들 · 121
아내는 언성이 높아지고 남편은 눈물을 흘린다
"잠을 잘 수 없고 마냥 우울해요!"

여성 갱년기를 슬기롭게 극복하는 법 · 129
갱년기 증상 제대로 알고 대처하자
골다공증 예방과 치료, 반드시 필요하다
호르몬 치료에 대한 오해와 진실

남성 갱년기 우습게 보지 마라! • 137
왜 예민해지고 배에 살이 찔까?
머리카락이 빠지고 여성형 유방이 나타난다
성 기능 장애를 동반한다면
남성 갱년기에 필요한 것은 단백질

중년의 부부를 위한 몇 가지 당부 • 147
더 늦기 전에 마음의 상처를 치유하라
남성에게 가사 노동은 일거양득
건강한 성생활을 유지하라

4장 호르몬으로 해결한다 2 – 건강의 적, 비만

배는 부른데 계속 먹는 당신에게 한 말씀 • 157
호르몬을 알면 거짓 배고픔에 속지 않는다
비만을 부르는 호르몬 질환들 알아보기
비만 극복을 위한 호르몬 사용법

비만 호르몬 vs 다이어트 호르몬 • 168
호르몬은 어떻게 체지방을 늘릴까?
호르몬은 어떻게 체지방을 줄일까?

다이어트를 위한 호르몬 요법은 따로 있다 • 175
하루 세끼로 시작하라
비만 호르몬을 억제하는 음식을 먹어라
운동은 호르몬을 활성화시킨다
미인은 잠꾸러기, 잘 자면 슬림해진다

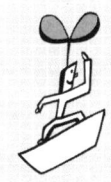

5장 호르몬으로 해결한다 3 - 일생을 괴롭히는 스트레스

스트레스는 어떻게 내 몸을 망치는가? • 187

솔루션 1 스트레스 호르몬을 조절하라
솔루션 2 마음을 다스려 호르몬을 관리하라
솔루션 3 스트레스를 이기는 세로토닌을 깨워라

6장 건강과 젊음을 잡아라! - 호르몬을 잘 만들어 쓰는 생활 수칙 8가지

동안 유지 호르몬을 관리하라 • 205
삼시 세끼 꼭 챙겨 먹어라 • 211
호르몬을 위해서라도 좋은 것을 먹어라 • 218
설탕과 소금은 호르몬을 지치게 한다 • 222
숙면은 호르몬 분비를 촉진한다 • 226
스트레스 관리를 위한 취미 생활은 필수 • 231
호르몬 교란을 일으키는 약물을 경계하라 • 236
환경호르몬을 경계하라 • 240

에필로그 여유가 명약인 세상입니다 • 251

1장

건강한 한진 씨의
호르몬 라이프

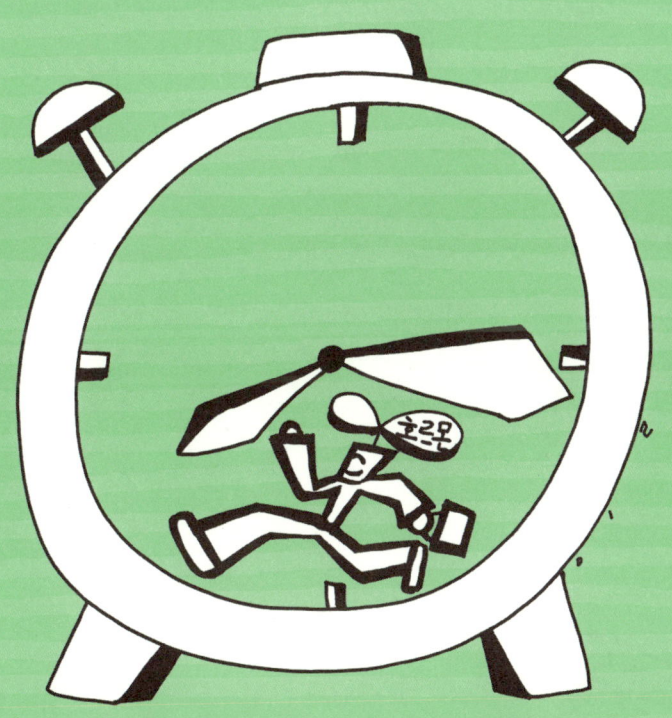

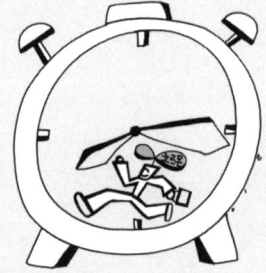

하루를 관장하는
24시간의 호르몬

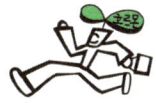

한진 씨의 하루 # 1
오늘도 달려라, 한진 씨!

지하철 7호선 대림역에서 2호선으로 갈아타기 위해 오늘도 한진 씨는 달리고 있다. 지금 시각은 8시 20분. 한진 씨는 늦지 않게 회사에 도착할 수 있을까?

한진 씨가 오늘 아침 눈을 뜬 것은 정확히 5시 30분이었다. '신기하게도 눈이 딱 떠지는' 그런 날이었다. 문제는 시각이었다. 5시 30분은 회사를 가기에는 조금 이르지 않은가?

한진 씨는 잘 움직여지지 않는 몸을 이끌고 일단 화장실로 갔다. 이를 닦는 사이 서서히 잠이 깼다. 변기에 앉아 잡지를 보면서 여유롭게 일을 치렀다. 그리고 토스터기에 식빵을 넣어두고 샤워를 하러 갔다.

오늘은 중요한 프레젠테이션이 있는 날이다. 과장님, 부장님은 물론 상무님까지 동석하는 중요한 자리다. 깔끔한 외모는 영업 맨의 무기 중의 무기다. 따뜻한 물이 온몸을 감싸자 한진 씨는 기분이 좋아졌다. 콧노래가 절로 나왔다. 시간은 이제 막 6시를 지났을 뿐이다.

물기를 닦고 주방으로 가 토스트와 우유를 먹었다. 빈속에 음식물이 채워지니 약간 노곤한 느낌이 들었다. 시간이 남으니 텔레비전이라도 볼까 하고 생각한 순간 졸음이 몰려왔다. '따뜻한 물을 너무 오래 맞은 탓일까? 잠깐만 눈을 붙여도 괜찮겠지?' 한진 씨는 옷을 걸치다 만 차림으로 침대에 누웠다.

잠깐 잠이 든 것 같은데 눈을 떴을 땐 몸 상태가 새벽보다 너무 좋았다. 그러나 시계의 짧은 바늘이 이미 8시를 넘어가고 있었다. '신기하게도 눈이 떠지는 날이 왜 하필 오늘이었던 거야!' 짜증이 잠깐 찾아왔지만 출근에 집중했다. 바지를 입으며 시간 계산을 해 나갔다. '옷을 입고 집을 나서는 데 10분, 지하철 이동 시간은 30분, 환승하는 데 5분, 하지만 100미터 달리기로 주파하면 2분. 집에서 지하철역까지, 역에서 회사까지 5분 안에 이동할 수 있다면 지각은 면하겠다!'

한진 씨는 뛰기 시작했다. 지하철역까지 3분, 지하철을 기다리는 데 3분, 환승하고 다시 승차……. 심장은 터질 것 같았지만 참을 만했다. 그때였다. 왼쪽 발등이 아파왔다. 내려다보니 새빨간 하이힐이 발을 밟고 있지 않은가? 그제야 발등을 짓누르는 듯한 통증이 느껴졌다. "아!" 옆에 선 아가씨가 깜짝 놀라 하이힐 신은 발을 치웠다. '이런 ××!' 흥분한 목소리가 터져 나오려는 것을 간신히 참았다. 식은땀이 흘러 와이셔츠 등이 다 젖었다. "죄송합니다." 소리도 귓등으로 지나갔다. 지하철 문이 열리고, 하이힐의 주인공과 얼굴을 마주칠 새도 없이 한진 씨는 다시 달리기 시작했다. 회사까지 다시 100미터 달리기의 시작이다.

눈을 뜨고 하루를 시작하게 하는 호르몬

세상에는 많은 한진 씨가 있다. 한진 씨는 20대의 열혈 회사원이다. 물론 앞의 상황처럼 여러 가지 해프닝으로 지각을 하는 날도 있다. 나 역시 한진 씨의 모습으로 살았고, 살고 있다. 아침에 눈을 뜨면 출근이라는 목표를 향해 돌진하곤 했다. 365일 중 며칠은 성공하지 못했지만 말이다.

오늘 한진 씨는 그 흔한 알람 시계의 도움 없이도 이른 새벽에 일어났다. 한진 씨를 깨운 이는 누구였을까? 바로 호르몬이다. 너무 일찍 일어난 탓에 중간에 잠깐 꿀잠을 잤음에도 다시 시간에 맞춰 벌떡 일어날 수 있었던 것도 신기하게도 우리 몸에 존재하는 생체 시계 덕분이다. 이처럼 어두운 밤에는 깊이 잠들게 하고 아침이 밝아오면 눈을 뜨게 하는 24시간 생체 시계를 작동시키는 것이 바로 호르몬이다. 그중에서도 밤에 주로 분비되는 멜라토닌과 아침에 주로 분비되기 시작하여 한낮에 피크에 달하는 코르티솔의 도움으로 한진 씨는 오늘도 활기차게 아침을 시작했다. 멜라토닌은 해가 떨어지는 초저녁부터 나오기 시작해서 한밤중인 밤 12시부터 새벽 2시 사이에 가장 많이 분비되고 이후에는 서서히 줄다가 해가 뜨면서 분비량이 급격히 줄어든다. 누구나 경험했을 것이다. 추운 겨울날 평소보다 늦잠을 자서 당황했던 때를. 그리고 코르티솔은 해가 뜨는 새벽녘부터 서서히 분비되기 시작한다. 코르티솔은 스트레스 호르몬의 대명사처럼 쓰인다. 우리의 삶은 아침에 눈을 뜨면서부터 잠들기 전까지 긴장의 연속이니, 전장에 나가는 군사에게 잘 채비하라는 듯 이른 새벽부터 코르티솔이 분비되어 하루를 시작하게 하는 것이 신기할 따름이다.

멜라토닌은 우리 몸의 생체리듬과 수면 주기를 조절한다. 밤이 되어 불빛이 약해지면 우리 몸은 자연스럽게 멜라토닌을 분비한다. 우리는 졸음을 느끼고 잠에 빠져든다. 아침이 되어 불빛이 밝아지면 멜라토닌의 분비가 줄어든다. 잠에서 깨어나 활동이 시작된다. 겨울철에는 멜라토닌 조절이 안 돼서 늦잠을 자는 일이 흔하다. 해외 출장을 갈 경우 시차 극복에 도움을 주기 위해서라도 호르몬 작용을 이해해두는 게 좋다. 일상에서 멜라토닌을 증가시키려면 원료가 되는 세로토닌을 많이 분비하게 하는 음식을 먹고 햇빛을 충분히 쬐어야 한다.

그런데 멜라토닌이라는 녀석은 혼자 활동하지 않는다. 멜라토닌은 세로토닌이 합성해 만들어진다. 그래서 세로토닌이 많이 분비되면 멜라토닌도 많이 분비되고, 멜라토닌이 많이 분비되면 세로토닌도 많이 분비된다.

보통 멜라토닌 분비가 줄어들고 세로토닌의 분비가 증가하는 시점은 아침 5시 전후이다. 한진 씨처럼 갑자기 이 시간에 눈이 떠졌다면 그날은 특별히 세로토닌 분비에 몸이 잘 반응한 날이라고 생각할 수 있다. 다만 세로토닌은 새벽부터 분비됐다고는 하지만 아침에는 여전히 그 농도가 낮다. 햇빛을 통해 세로토닌 생산이 활성화되는 데에는 시간이 걸린다. 그러니 눈을 떴어도 활기차게 활동을 시작하지 못할 수도 있다. 자칫 너무 이른 시간에 일어나면 다시 잠에 빠질 수 있으니 주의해야 한다.

부연 설명을 하자면 멜라토닌과 세로토닌은 그 유명세만큼이나 우리 몸에서 하는 일이 참 많다. 우선 멜라토닌은 잠을 잘 자게 하고 성장호르몬의 분비를 촉진하며 면역 기능에 도움을 준다. 또한 혈중 콜레스테롤의 형성을 억제한다. 나이가 들면 멜라토닌 분비량이 줄어 잠도 줄어든다.

'행복 호르몬'으로 알려진 세로토닌은 기분 중추를 활성화시켜 편안한 기분과 만족감을 느끼게 한다. 스트레스에 민감하게 반응해 우울증이나 강박증 같은 질병의 원인이 되기도 한다. 체내에 10밀리그램 정도 흐르는데 이 가운데 1퍼센트만 신경전달물질로 뇌에 존재한다. 나머지는 위와 장에 머물며 소화를 돕는다.

멜라토닌, 세로토닌과 함께 잠에 영향을 미치는 호르몬이 또 있다. 스트레스 호르몬으로 알려진 코르티솔이다. 코르티솔은 우리 몸에서 하루 24시간 내내 일정하게 분비되는 호르몬은 아니다. 농도의 높낮이가 일정한 패턴을 그리며 하루를 기준으로 반복되는 호르몬이다. 아침 8시 정도에 가장 많이 분비되다가 오전 11시경에 급격히 떨어진다. 그래서 아무리 일찍 눈을 떴다고 해도 아침 8시 정도는 돼야 정신을 차리고 집중하면서 지낼 수 있다. 오전 11시 이후에는 서서히 감소하여 저녁 시간에 낮아지고 잠을 잘 때는 더욱 낮아진다. 자정에서 새벽 2~4시 사이에 가장 낮아지는 경향을 보이다가 새벽 4시경부터 서서히 높아져 아침 8시에 다시 최고조에 달한다.

한편 아침이 되면 노르아드레날린의 분비가 시작된다. 노르아드레날린은 낮에 열심히 일하도록 돕는다. 분비가 감소되는 밤에는 편안한 잠을 잘 수 있다. 노르아드레날린은 생활의 리듬을 잡아주다가 필요할 때만 전투 모드로 작용해 교감신경계나 부신수질에서 대량 분비된다. 에너지를 폭발시켜 자신감과 용기를 가져오기도 한다.

한진 씨가 짧은 시간에 출근 준비를 마치고 전력 질주할 수 있었던 것은 노르아드레날린과 함께 아드레날린이 있었기 때문이다. 아드레날린은 흔히 공포와 위험에 대처하게 하는 호르몬으로 알려져 있다. 아드레날린은 노르아드레날린과 함께 강력한 각성 작용을 불러일으킨다. 공포를 느끼거나 위험을 감지했을 때 조건 반사로 분비되는데, 강도를 만날 경우 순식간에 분비된다. 아드레날린은 또한 스트레스에 대항하는 작용도 한다. 구두에 밟히는 것 같은 외부 충격에 몸이 견딜 수 있게 해준다. 여기에 엔도르핀이라고 하는 내부 진통제가 발현되면 위기 상황에서는 외상을 입어도 극심한 통증을 경험하지 않게 된다. 하지만 아드레날린은 오래 분비되지는 않는다. 위기 상황이 끝나면 쉽게 다리가 풀린다. 한진 씨의 경우 지각이라는 위기 상황을 헤쳐 나갈 수 있도록 도와주었다. 하지만 앞서 설명한 대로 지속 시간이 짧기 때문에 끝까지 완주할지는 지켜봐야 한다.

한진 씨의 하루 # 2

결전의 날, 잘 좀 봐주세요

"아뿔사! 늦었네."

회의실로 가기 위해 거친 숨을 몰아쉬며 엘리베이터에 오른 한진 씨는 발을 동동 굴렀다. 프레젠테이션 30분 전에 오 과장과 만나 마지막으로 발표 자료를 검토하기로 했는데, 전력 질주를 했음에도 간신히 발표 시간에 맞춰 회사에 도착했다.

"그래서 새벽에 눈 뜬 게 지각 사유라는 거야, 샤워를 한 게 지각 사유라는 거야, 하이힐에 발이 밟힌 게 지각 사유라는 거야?"

오 과장은 한진 씨를 세워두고 잡아먹을 듯이 성질을 내고 있다. 한진 씨는 얼굴이 붉어지고 숨은 가빠진다. 아침에 먹은 빵이 장을 벅벅 긁는 느낌이다. 신트림이 올라온다.

"구구절절 말만 많고 건질 건 하나 없는 게 딱 한진 씨 프레젠테이션 솜씨 같구먼. 이따 시말서 쓰고 일단 회의실로 들어가자고!"

열을 내는 오 과장을 앞세우고 한진 씨도 노트북을 챙겨 회의실로 들어간다. 예정대로 부장과 상무가 나란히 자리에 앉아 있었다. 부장은 한진 씨의 인사를 받기도 전에 대뜸 묻는다.

"자네가 그 친구구먼. 타이어 다섯 개!"

한진 씨는 벌써부터 목이 말라온다. 쿨럭쿨럭 속 깊은 곳에서 기침이 나온다. 상무와 부장의 눈을 피하고만 싶다. 하지만 능글능글한 오 과장은 언제 그랬냐는 듯 얼굴 표정을 바꾸고 잽싸게 끼어들어 분위기를 띄운다.

"맞습니다, 부장님. 면접 때 타이어 다섯 개 달린 차를 어떻게 할까 질문받았던 친굽니다."

옆에 앉은 상무가 무슨 이야기냐고 묻자 그 대답 역시 상사의 비위를 잘 맞추기로 유명한 오 과장이 맡는다.

"면접장에서 한진 씨한테 물었습니다. '우리 회사에서는 바퀴가 다섯 개 달린 자동차를 판매하고 있습니다. 당신은 차를 어떻게 사용하겠습니까?' 대부분 면접자들이 '차 바퀴는 네 개면 충분하다고 생각합니다. 한 개는 내다 팔겠습니다.'라는 모범 답안을 말했는데 한진 씨만 '원래 자동차는 스페어타이어를 포함해 다섯 개가 달려서 판매되는 거 아닌가요?'라고 물었습니다. 그 이야기를 사장님께서 들으시고 그 자리에서 합격시키라고 하셨습니다."

이야기를 들은 상무는 한진 씨를 다시 본다.

"그래, 그럼 오늘 프레젠테이션 한번 기대해볼 만하겠구먼."

상무의 표정을 본 한진 씨는 갑자기 기침이 멎는 것이 느껴진다. '그래, 한 달을 고생해 준비한 자리가 아닌가. 오늘이 결전이다!' 자신감을 되찾고 노트북에 그려진 그래프를 파워포인트로 띄운다. 한진 씨는 오늘의 생산적 노동을 시작한다.

위기와 스트레스를 관리하는 호르몬

직장 상사한테 혼이 날 때 천연덕스럽게 평정심을 유지하고 있는 이는 많지 않을 것이다. 상사가 하는 말이 가슴속에 콕콕 와서 박힌다. 한 귀로 듣고 흘리려고 해도 잘 되지 않는다. 그러면서 진땀이 나고 얼굴은 벌게진다. 정말 쥐구멍에라도 들어가고 싶다. 한진 씨는 숨이 가빠지고 기침이 나는 증상까지 보였다.

스트레스 상황에서 스트레스를 관리하는 호르몬의 농도는 평소의 10배 이상이 된다. 보통 우리가 집중할 때 나오는 아드레날린은 리터당 8~10나노그램 정도이다. 이 정도면 상대의 말에 집중해서 이야기를 들을 수 있다. 하지만 더 많은 집중을 요하는 순간, 각성이 필요한 순간 아드레날린은 폭발한다. 아드레날린이 분비되면 혈액의 흐름이 바뀐다. 피부나 소화기관처럼 비상사태에 꼭 필요하지 않은 기관으로 향하는 혈액 공급이 감소한다. 피부에 혈액이 줄어들면 오싹한 기분이 들기도 하는데, 인체의 입장에서는 상처가 나도 피가 덜 나서 혈액이 부족해질 위험도 줄어드는 것이다. 일시적으로 혈액이 줄어들면서 방광과 장이 이완되면 소화력이 떨어지고 오줌이 나올 것 같은 느낌이 들기도 한다. 땀샘이 활성화되어 식은땀이 나기도 한다.

뇌와 심장, 폐, 근육과 같이 중요한 기관의 혈액은 증가한다. 더 많은 산소와 영양소가 공급되면 당연히 능률이 오른다. 상사의 질책이 가슴에 박히는 상태가 된다. 더 많은 산소가 흡수되면 몸은 몸속 에너지를 연소시킨다. 열을 더 많이 발산하기 때문에 얼굴은 붉어진다. 빛을 확보하고 시야를 넓히기 위해 동공이 확장되기도 한다.

하지만 상사들의 질책은 적정선을 넘으면 안 된다. 아드레날린은 맷집이라고 할 수 있는 체력을 높여주지만 사람을 광분하게도 만든다. 공황이나 공포 상황처럼 극한에 치닫게 되면 아드레날린과 함께 노르아드레날린도 분비된다. 벼랑 끝에 몰린 쥐가 고양이를 물듯 상사에게 덤벼들 수도 있다. 물론 모든 부하들이 극단적인 상황으로 나아가지는 않는다. 콧김이 씩씩 나오게 하고 몸에 열을 내는 흥분의 호르몬조차 유지 시간이 길지 않기 때문이다. 호르몬 때문에 심각한 사고를 치고 싶지 않다면 '참을 인' 자 하나로 5분은 버텨보자.

한편 아드레날린은 긍정적으로 작용하면 엔도르핀으로 바뀌기도 한다. 엔도르핀은 환각 상태를 이끌어낼 만큼 강력한 진통 효과를 가지고 있다. 씩씩대다가 평정심을 되찾으면 의외로 '세상사 별것 아닌 것'이라며 기분이 좋아질 때가 있다. 엔도르핀이 고통을 잠재우는 환각 작용을 불러일으킨 것이다. 다행히 엔도르핀은 모르핀처럼 중독되지 않는다고 한다. 매우 한정된 시간인 5분 정도면 그 수치가 절반 정도로 뚝 떨어져 중독 증세를 일으키지 못한다는 것이다.

한진 씨의 하루 # 3
밥 좀 편히 먹자고요

"늦었지. 미안. 내가 감기에 걸려서."

분주한 오전을 보낸 한진 씨는 선배와의 점심 약속을 위해 회사 근처 순댓국밥 집을 향해 걸음을 재촉했다. 그런데 같이 밥을 먹기로 한 나백수 선배는 약속 시간에 10분이나 늦게 순댓국밥 집으로 들어섰다. 샐러리맨이 바쁜 점심시간을 내서 회사를 그만두고 쉬고 있는 나백수에게 밥을 사주려고 했건만 벌써 10분이나 까먹었다. 신경질을 내봤자 밥 달라고 아우성치는 위만 더 쓰려질까 봐 한진 씨는 이내 짜증을 가라앉힌다.

"제가 시켜놨어요. 금방 나올 거예요. 근데 회사 다니는 내내 감기 한번 안 걸리던 선배가 어쩐 일로 아프대요?"

"그러게 말이다. 바쁠 땐 긴장해서 그런가 잘 아프지도 않더니, 이제 좀 쉬어볼까 하니까 몸 여기저기가 아픈 거 있지. 여행도 못 가고 이러고 있으니 말이다."

한진 씨는 백수 시절 선배가 툭하면 야근에 주말 출근을 하는 모습을 보면서 안쓰럽기는커녕 '저런 직장 생활 나도 한번 해보고 싶다'고 부러워했었다. 하지만 막상 취직을 해서 똑같은 생활을 하다 보니 견디다 못해 사표를 쓴 선배가 이해되었다. 오늘의 순댓국밥은 위로의 순댓국밥인 것이다. 뜨끈한 국물을 받고 나백수 선배가 청양고추를 씹으며 "그래, 이 맛이야!"를 외치는 순간 낯익은 목소리가 들려왔다.

"글쎄, 굼벵이도 구르는 재주가 있다고, 매번 기침만 해대고 프레젠테이션을 망쳐놓기 일쑤인 한진 씨가 한 건 했네. 지각만 해대고 뭐 하나 제대로 하는 게 없더니만……."

'오 과장이 순댓국밥 좋아하는 걸 깜박했다!' 한진 씨는 오 과장의 목소리를 알아듣는 순간 식욕이 싹 사라지는 걸 느꼈다. "굼벵이도 구르는 재주가 있다."는 오 과장의 표현이 목구멍에 걸렸다.

갑자기 숨이 가빠지고 식은땀이 나는 것 같았다.

"그러게 말입니다, 과장님. 부장님이랑 상무님도 좋아하시는 것 같더라고요. 그런데 이번 건, 사장님 앞에서 프레젠테이션 할 때도 한진 씨 세우실 겁니까?"

"뭐? 에헴!"

"그렇지요. 이제 갓 수습 딱지 뗀 신입사원을 사장님 앞에 세우는 건 좀 그렇지요. 제 생각엔 과장님이 직접 하시는 것이 좋을 것 같은데요. 부서 얼굴이 달린 일인데요."

이야기가 여기까지 미치자 한진 씨 얼굴이 일그러지기 시작했다. 국물을 뜨던 나백수가 한진 씨의 기이한 표정을 알아챘다.

"무슨 일 있어? 갑자기 밥 먹다 말고 뭐 썹은 표정이야? 얼굴까지 벌게져 가지고는."

'아침부터 참 운도 없는 날이네!' 한진 씨는 이런저런 생각에 밥을 먹는 둥 마는 둥 하고는 나백수를 끌고 식당을 나섰다. 나백수를 커피숍에 앉혀두고 한진 씨가 들른 곳은 화장실이었다.

식욕과 에너지 충전을 담당하는 소화의 호르몬

스트레스에는 두 가지가 있다. 급성과 만성이다. 시험 전날 초조하고 긴장했을 때, 지각하지 않으려고 전력 질주하고 난 다음 순간, 차 사고 날 뻔한 위험한 상황을 피하고 난 후, 꾸중을 듣고 확 열 받았을 때 급성 스트레스가 찾아온다. 우리 몸은 싸움 또는 도망 같은 극단적 상황에 직면하면 그에 잘 대응하기 위해서 일시적으로 교감신경계를 작동시킨다. 심장 박동 수가 증가하고 혈압이 상승하고 동공이 확대된다. 또한 순간적으로 세포들이 많은 에너지를 필요로 하기 때문에 간에 저장된 글리코겐이 분해되는 대사 반응이 일어난다. 이 과정에서 아드레날린이 분비되어 스트레스의 위협 요인을 잘 처리하게끔 신체를 재빠르게 준비시킨다. 따라서 아드레날린을 급성 스트레스 호르몬이라고도 부른다. 아드레날린은 교감신경계의 활성으로 부신수질이 자극되어 만들어지며 간, 근육, 심장 조직에 영향을 준다. 아드레날린은 산소와 혈당 공급을 증가시켜 뇌와 근육으로 보내고 반대로 소화기계의 작동은 억제하는 역할을 한다. 맞서 싸우는 상황에서 먹는 행위는 별로 중요하지 않기 때문이다. 이런 작용 덕분에 지각을 한 경우 평소보다 몇 배나 빠르게 전력을 다해서 뛸 수 있다. 급성 반응이기 때문에 패닉 상태로 만들었던 스트레스 상황이 해결되면 부교감신경계가 작동해 몸을 원상태로 돌려놓는다. 급성 스트레스 반응의 극복은 스트레스의 원인과 개인차에 의해서 결정된다. 해결되지 않은 급성 스트레스 반응의 지속은 때로는 만성 스트레스 반응으로 갈 수 있다.

   나백수 선배처럼 회사를 그만두고 백수로 놀고 있는 상황에서의 스트레스는 만성 스트레스에 가깝다. 놀고 있기 때문에 우울하고 불안하다. 잠이 잘 오지 않는다. 장기적인 스트레스 상황에서 우리 몸을 보호하는 호르몬은 코르티솔이다. 만성 스트레스 상황이 지속되면 뇌의 시상하부와 뇌하수체로부터 부신피질로 연결된 축을 통해 코르티솔이라는 메시지를 분비한다. 시상하부로부터 최종적인 코르티솔 분비까지 약 20여 분의 시간이 필요한데, 이 세 개의 축을 사이클처럼 돌며 코르티솔이 분비된다. 사실 코르티솔은 장점도 단점도 모두 가진 지킬과 하이드 같은 호르몬이다. 코르티솔은 스트레스를 받을 때 병적인 염증을 예방한다. 스스로 고통을 느끼게 되는 상황을 만들지 않는 것이다. 그래서 코르티솔은 류머티즘이나 관절염과 같은 염증이나 통증 치료제로도 사용된다. 코르티솔은 스트레스에 대항하기 위해 몸속 탄수화물과 단백질, 지방의 신진대사를 활성화시킨다. 이렇게 몸속 에너지가 채워지면 지속되는 신체적, 정신적 스트레스에 더 잘 대처할 수 있다. 코르티솔이 증가하면 아미노산이 당으로 더 잘 바뀌는데, 여분의 당은 뇌로 이동해 에너지원으로 쓰인다.

코르티솔이 잘 공급되면 기분이 상쾌하고 컨디션이 좋아진다. 하지만 너무 많이 분비되면 혈당을 상승시키고 인지력과 면역 시스템을 약화시킨다. 게다가 우리 몸은 화수분처럼 코르티솔을 만들어내지는 못한다. 하루 일과 중에도 분비량이 줄었다 늘었다를 반복하고 장기적으로도 어느 정도 이상은 분비되지 않는다. 코르티솔 분비량이 줄어들면 건강에 더 큰 문제가 생긴다.

한편 한진 씨는 식당에서 마주친 오 과장 때문에 속이 편치 않다.

식욕도 사라지고 밥을 먹자마자 화장실로 가야 했다. 왜일까? 오 과장의 이야기를 들은 한진 씨, 기분이 별로 좋지는 않았다. 가장 단순하게는 머릿속 세로토닌 수치가 떨어진 것이다. 스트레스는 위장의 세로토닌 농도는 높이는 반면 뇌의 세로토닌 농도는 낮춘다. 세로토닌은 장 근육운동 제어에도 결정적인 역할을 하는데 소화기관에서 음식물을 수송할 때 장의 연동운동을 자극한다. 연동운동이 활발해지면 설사, 포만감, 복통, 복부 팽만감 같은 소화 장애를 경험하게 된다. 그래서 기분이 안 좋을 때는 속이 안 좋아지는 것이다. 결정적으로 연이은 스트레스는 소화기관 내 세로토닌 수치를 급격하게 높인다. 과민성대장증후군을 앓는 환자들 중 상당수는 세로토닌으로 인해 과도한 자극을 받은 경우다. 복통과 설사가 나타날 때는 위장의 세로토닌 수치가 매우 높은 상태라는 것을 생각해보자.

식욕과 소화에 영향을 미치는 호르몬이 하나 더 있다. 당뇨병 하면 떠오르는 인슐린이다. 인슐린은 흔히 혈당을 떨어뜨리는 호르몬으로 알려져 있는데 더 복잡한 일도 해낸다. 밥을 먹으면 췌장에서 인슐린이 분비된다. 인슐린은 지방세포에도 작용해 렙틴이 만들어진다. 렙틴은 혈액을 타고 대뇌까지 이동해 시상하부에 있는 포만감을 느끼게 하는 중추에 작용한다. 렙틴은 식욕을 떨어트리는 역할도 한다. 한진 씨가 먹는 둥 마는 둥 밥을 먹는 사이 인슐린은 지방세포에서 렙틴을 만들어내고, 렙틴은 뇌로 이동해 포만감을 느끼게 했을 것이다. 우리가 흔히 숟가락을 내려놓을 때는 렙틴이 뇌로 이동한 시점으로, 호르몬의 작용 시간을 고려할 때 필요량보다 더 많은 양의 음식을 먹은 후인 경우가 많다.

한진 씨의 하루 # 4
폭풍우를 막아주는 우산 같은 사랑

나백수를 돌려보내고 혼자서 커피를 마시는 한진 씨. 회사 앞 벤치의 햇볕이 이리도 좋은데 한진 씨만 우중충 폭풍우 속에 있는 얼굴이다. 씩씩대는 속이 진정되지 않는다. 갑자기 벤치를 박차고 일어나 보무도 당당히 사무실로 들어간다. '이대로 참고만 있지는 않으리라!' 당찬 발걸음을 내딛는다. 그때였다.

"아, 여기서 다시 뵙네요. 아침에는 인사를 제대로 못 드렸어요."

한 여인의 목소리에 고개를 돌린 한진 씨, 눈이 동그래진다. 0.1초도 안 된 순간 '미인이다!'라는 생각이 들고 얼굴에는 화색이 돈다. 쓰리던 속을 달래던 비장한 표정은 순식간에 사라진다.

"저요? 무슨 일로?"

"아침에 지하철에서 제가 발을 밟았잖아요. 사과를 드리려고 했는데 너무 급하게 뛰어가시는 바람에. 이 근처에서 일하세요?"

"아, 네! 저, 이 회사 다닙니다."

"그러세요? 저도 얼마 전부터 여기 회계 부서에서 일하게 됐거든요. 같은 회사 다니네요."

한진 씨는 갑자기 멍해지면서 묘한 흥분을 느낀다. '이 순간이 그대로 멈췄으면!' 하는 바람이 들 정도로 마냥 기분이 좋아진다.

"아! 점심시간이 끝나 가네요. 전 사무실로 들어가 봐야 할 것 같은데요. 그럼 또 뵐게요."

한진 씨는 멍한 상태에서 고갯짓으로 인사를 하고 돌아서는 여자의 뒷모습을 바라본다. '뒤태도 참 곱구나.'라고 생각하다가 순간 이름과 연락처를 물어보지 않았다는 데 생각이 미친다. '아뿔싸, 어쩌지?' 하지만 곧 '회계 부서'라는 단서가 떠오른다. 이 단서라면 충분히 좋은 인연을 만들 수 있을 것이다. 한진 씨는 들뜬 표정으로 점심시간을 마무리한다.

사랑을 시작하게 하는 호르몬

인간의 감정은 정말 무궁무진하다. 10대 소녀는 낙엽이 구르는 것만 보아도 눈물이 나려다가 좋아하는 이성 친구가 지나가면 언제 그랬냐는 듯 방긋 웃어 보인다. 그러다가 50점짜리 시험지를 받으면 짜증이 나지만, 친구가 준 초콜릿 하나에도 금방 생기발랄해진다. 감정의 롤러코스터는 비단 10대들의 것만은 아니다. 어른들은 나이가 들면 무뎌진다고 하지만 인간의 감정은 시시각각 변하며 무수한 희로애락을 만들어낸다.

일단 점심식사를 마치고 난 한진 씨는 기분이 매우 안 좋았다. 화라는 감정 때문에 노르아드레날린이 다시 폭발했다. 적정량일 때 생기를 불어넣는 노르아드레날린은 화가 나거나 분노가 폭발할 때는 그 양이 급격히 증가한다. 흔히 화가 많이 난 사람에 대해 "독기를 품었다."고 말하는데 호르몬 입장에서 보면 틀린 말이 아니다. 노르아드레날린이 과잉되면 두통이 오고 몸이 떨리며 심하면 기절까지 하게 된다.

그런데 그토록 씩씩대던 한진 씨에게 순간적으로 사랑이 찾아왔다. 씩씩대던 열기는 사라지고 사랑의 설렘이 찾아왔다. 그런데 사랑은 머리로 하는 것일까? 가슴으로 하는 것일까? 사랑과 같은 복잡 미묘한 감정은 어디서 만들어질까? 뇌의 신경은 뉴런이라는 신경세포가 연결되어 형성된다. 뉴런은 다른 뉴런에게 정보를 전달할 때 일종의 메신저인 신경전달물질을 사용한다. 그것이 바로 호르몬이다. 사랑에 빠지면 여러 호르몬이 몸속에서 증가한다. 대표적인 것인 아드레날린과 노르아드레날린이다. 연애 초기에는 밤새 전화 통화를 할 수도 있고, 두 시간도 넘는 거리를 데려다줄 수도 있으며, 꼭두새벽에 일어나 사랑하는 사람을 위해 김밥을 쌀 수도 있다. 신체 능력이 향상되고 정신이 맑아지고 주의력이 높아지는 것은 이 두 호르몬이 역할을 해내기 때문이다.

사랑이 전하는 달콤하고 행복하고 설레는 기분은 도파민과 세로토닌, 가바 등이 담당한다. 도파민은 기쁨과 창조력을 대표하는 호르몬이다. 행복감을 주기도 한다. 누군가를 만나서 사랑에 빠질 때 뇌에서 분비하는 도파민은 우리를 흥분시키고 각성시키며 상대가 빛나는 존재로 보이도록 만든다. 사랑하는 사람을 만나 도파민 분비가 많아지면 우리는 사랑에 빠진 희열로 정신을 차리지 못하고 마냥 행복해진다. 도파민이 많이 분비되면 우리의 머리는 맑아지고 감성은 깨끗해지고 즐거워진다. 창조성이 살아나고 영감과 지적 쾌락이 느껴진다. 피카소, 모차르트 같은 천재들의 영감은 바로 도파민의 활약에 기인한다. 인류 발전에 가장 큰 영향을 준 호르몬 역시 도파민이다. 하지만 호르몬의 작용은 그리 오래가지 않는다. 항상성을 유지하는 특성상 호르몬 분비도 원래 자리로 돌아온다. 이 호르몬이 지속적으로 분비되면 현실과 꿈이 혼돈되어 현실을 구분하지 못하는 조현병이 나타날 수도 있다. 천재들의 광기는 바로 호르몬 때문에 나타났던 것이라 할 수 있다.

세로토닌은 신경세포가 만나는 접합부인 시냅스에서 분비되어 뇌를 자극한다. '치유를 가능하게 하고 단잠을 자게 해주는 호르몬'으로 잠이 잘 오게 하고 상처에서 피가 흐르는 것을 멈추게 하며 통증도 덜 느끼게 한다. 도파민, 노르아드레날린, 아드레날린이 모두 각성형 호르몬이라면, 세로토닌은 뇌도 몸도 휴식을 취할 수 있게 해주는 안정형 호르몬이다. 각성형 호르몬을 억제해 평온하고 침착한 기분을 느끼게 해준다.

남성이 사랑을 느끼면서 편안함과 안정감을 느끼는 데에는 가바의 영향도 크다. 뇌의 관자엽에서 분비돼 몸은 물론 마음의 평안과 안정을 찾아준다. 가바가 넘쳐나면 긴장이 풀리고 먹지 않아도 배고프지 않게 된다. 남자의 경우 낭만적인 파트너와 성공적으로 결합하기 위해서는 테스토스테론과 바소프레신이 필요하다. 남성호르몬인 테스토스테론과 성적 오르가즘에 의해 자극되는 바소프레신은 집중력을 높여 오로지 상대방에게만 온 신경을 집중하게 만든다.

한편 남녀가 사랑의 감정을 나눌 때 친밀감을 높이는 데에는 옥시토신이 작용한다. 모유 수유 중에 많이 분비되는 것으로 알려진 옥시토신은 남녀 간의 스킨십을 통해서도 많이 분비되는데, 친밀감에도 작용해 좋아하는 사람을 자꾸 만지고 싶게 하고 평범한 상대를 특별한 존재로 보이게 해준다. 하지만 한진 씨에게 찾아온 호르몬 분비 상승이 어느 정도 유지될지는 상대방 또한 한진 씨를 보고 호르몬 분비를 늘렸느냐 아니냐에 달려 있다고 할 수 있다.

한진 씨의 하루 #5
고달픈 안 대리, 속 시원한 한진 씨

오후 1시 반. 썸녀가 나타난 설렘도, 오 과장이 프레젠테이션을 가로챌지도 모른다는 불안감도 식곤증 앞에서는 맥을 못 추었다. 한진 씨는 컴퓨터 자판에 고개를 처박고

꾸벅꾸벅 졸기 시작했다. 한진 씨를 깨운 것은 화난 오 과장의 목소리였다.

"내가 뭘 그리 잘못했냐? 가고 싶어서 간 공항도 아니고. 영어 못하는 게 죄냐? 영어 하나 못한다고 사람들 앞에서 나를 개망신을 주고 말이야. 저는 얼마나 영어를 잘하는데? 토익 700 간신히 넘겼다고 들었구먼! 어디 한번 두고 보자고!"

"아니, 과장님, 그게 아니고요."

한진 씨는 깜짝 놀라 눈을 비비며 보았다. 오 과장이 핸드폰을 들어 보이며 안 대리를 다그치고 있었다. 항상 오 과장 옆에서 비위를 맞추던 안 대리가 쩔쩔매며 누구 좀 도와달라는 얼굴로 사방을 두리번거렸다.

"그래, 김 대리한테 보내려던 문자를 나한테 잘못 보냈다는 거잖아. 근데 이게 안 대리 진심 아냐?"

"과장님, 그게 아니고요. 제가 그때 제정신이 아니어서 그냥 막 뭐라고 써서 보낸 게 그리된 건데요. 그게 제 본심은 아니라는 점만 알아주셨으면……."

"됐어! 됐고, 다음번 외국 바이어 상대 프레젠테이션은 안 대리가 준비해서 영어로 발표하도록 해. 어디 한번 두고 보자고!"

오 과장은 외투를 들고 사무실을 나갔고 안 대리는 그 뒤를 총총 따라나섰다. 사무실은 순간 정적에 휩싸였다.

정적 속에서 한진 씨는 속으로 쾌재를 불렀다. 사장님 앞에서 하는 프레젠테이션에서 자신을 몰아내고자 했던 두 사람이 아옹다옹하는 모습을 보니 왠지 기분이 좋아져 노래가 막 나올 것만 같았다. 한진 씨는 다시 한 번 자신의 결전을 위한 심기일전을 다짐해 본다.

희로애락과 이성에 작용하는 감정의 호르몬

안 대리가 실수로 잘못 보낸 문자는 아마도 오랫동안 안 대리의 직장 생활을 힘들게 만들 것이다. 안 대리는 오 과장이 그 문자를 대충 잊어버릴 때까지 오 과장의 눈치를 살펴야 할 것이다. 그렇다면 오 과장은 안 대리의 문자를 어느 정도나 기억하게 될까? 아마도 이는 오 과장 몸에서 분비되는 기억을 담당하는 호르몬인 아세틸콜린의 영향을 받을 가능성이 크다.

아세틸콜린은 기억력을 좋게 해주는 대표적인 호르몬이다. 아세틸콜린은 신경 자극을 근육에 전달하는 화학물질로 마루엽에서 분비된다. 아세틸콜린은 주로 교감신경에서 분비되는데 혈압 강하, 심장 박동 억제, 장관 수축, 골격근 수축 등 생리작용에도 관여하여 몸을 안정 상태로 유지시키는 역할을 한다. 안 대리에게는 안타까운 소식이지만, 오 과장처럼 능글능글 사태 파악을 잘하는 사람이라면 필시 아세틸콜린의 분비가 안정적일 것이다. 그러니 안 대리의 회사 생활은 꽤 오랫동안 힘들고 말 것이다.

그런데 한진 씨가 안 대리와 오 과장을 지켜보며 다시금 의지를 불태우게 된 까닭은 무엇일까? 일단 좋아하지 않는 두 사람 사이가 깨지는 것을 보며 기분이 좋아졌을 것이다. 이때 세로토닌이 활발히 분비되면서 평정심이 돌아오게 되었다. 진통 효과를 보이는 베타엔도르핀도 미미하나마 작용했을 것이다. 베타엔도르핀은 흔히 '극복'의 호르몬으로 불린다. 엔도르핀은 체내에서 분비되는 모르핀이라는 뜻이다. 1975년에야 비로소 인간에게도 모르핀과 같은 천연 아편제가 있다는 것을 알아챘다. 엔도르핀은 아편제와 화학 구조가 유사하고 인공 진통제와 동일한 방식으로 통증 전달을 저지한다.

사랑하는 사람이 죽거나 실연을 당했을 때, 질병 때문에 정신적·육체적으로 큰 고통을 겪을 때도 사람들은 극단의 상황을 극복하고 살아간다. 힘든 상황을 의지력 하나로 버텨내는 데에는 베타엔도르핀의 역할이 크다. 뇌하수체에서 만들어지는 베타엔도르핀은 억제형 신경들의 활동을 줄이고 각성형 신경들을 살아나게 한다. 도파민과 같은 각성 호르몬들이 분비되면 심신의 활력이 되살아난다.

한진 씨의 하루 # 6
그래, 잠이나 자자

집을 나선 지 14시간 만에 한진 씨는 기진맥진한 상태로 집으로 돌아왔다. 나갈 때는 혼자였지만 돌아올 때는 나백수와 함께였다. 회식을 마치고 택시를 탈 즈음 막차를 놓쳤다며 하룻밤 신세 좀 지자는 나백수의 연락을 받았다. 알딸딸한 정신으로 한진 씨는 나백수와 함께 집으로 돌아왔다.

한진 씨는 오늘 하루를 돌아보았다. 오 과장 옆에서 쩔쩔매던 안 대리가 소집한 회식 자리에서 안 대리의 하소연을 내내 들어주어야 했다. 하지만 거나하게 취한 안 대리가 울었다 웃었다를 반복하며 이야기를 해대는 모습이 싫지만은 않았다. 회사 생활의 피로함에 깊이 공감할 수 있었다. 싫어하는 상사와 왠지 모를 공감대가 형성된 기분이었다.

거나하게 마신 술 때문인지 봄바람 같은 썸녀의 등장 때문인지, 그도 아니면 허리띠를 풀어놓고 맘껏 먹었던 소고기 덕분인지 한진 씨는 마냥 졸음이 몰려왔다. 가볍게 씻고 잠을 자고 싶었다. 그러나 그 시각 나백수는 집 안을 뒤지며 야식 집 전화번호를 뒤지고 있었다.

"에이, 집에 변변한 안주 하나가 없네. 이래서야 술 마실 맛이 나나!"

한진 씨의 한숨에도 아랑곳없이 나백수는 기어이 닭발 집에 전화를 걸고 주문을 한다.

"내가 요즘 통 잠을 못 자서 말이야. 이상하게 몸은 골골거리는데 정신은 말똥말똥한 거 있지. 야! 한진아, 듣고 있냐?"

침대에 누운 한진 씨는 밀려드는 졸음 속에서 생각해본다. '20대

꽃다운 나이에 무얼 하고 살고 있나?' 백수 생활만 청산하면 마냥 행복할 것 같더니 그렇지도 않다. 하루하루가 고되고 힘들다. 물론 일을 하면서 배우는 것은 즐겁다. 때때로 야근을 하고 집으로 돌아올 때는 '뭔가를 해낸 것 같다.'는 생각에 뿌듯하기도 하다. 하지만 고달픈 생활을 수십 년 동안 계속해야 한다는 생각을 하면 알 수 없는 처량함이 밀려들기도 한다.

"선배, 저 잘래요. 내일 일찍 출근해서 프레젠테이션 준비도 해야 하고."

한진 씨는 '내일은 지각하지 않으리라. 내일은 회계 부서에 가서 썸녀를 찾아보리라. 내일은 사장님 앞 프레젠테이션에 대해서 확답을 들으리라.' 다짐을 한다. 그 시각 나백수는 배달된 닭발에 맥주를 마시며 텔레비전 리모컨을 만지작거린다. 며칠을 제대로 못 자 피곤하지만 누운들 잠이 오지 않는다는 것을 잘 알고 있다. 이쯤 되니 '못 자서 안 자는 건지, 안 자서 못 자는 건지' 헷갈리기도 한다. 하지만 누워서 꿀잠을 자는 한진 씨를 보고 있으면 더 배가 아플 것 같아서 오늘 밤도 텔레비전과 친구 하기로 한다.

휴식과 꿀잠을 부르는 수면의 호르몬

한진 씨가 격정의 하루를 보내고도 편히 잠들 수 있는 이유는 무엇일까? 나백수는 한가로운 날들을 보내는 중에도 왜 잠들지 못하는 것일까? 두 인체의 호르몬 차이가 꿀잠과 불면의 이유가 된다.

격정의 한낮, 한진 씨가 회사 앞 벤치에서 쬐었던 햇빛은 한진 씨의 꿀잠의 일등 공신이다. 햇빛은 눈을 통해 시신경을 자극하여 멜라토닌 분비를 억제한다. 밤이 되어 어둠이 깔리면 햇빛의 자극이 사라지고 따라서 멜라토닌 분비가 증가하면서 잠에 들게 된다. 멜라토닌은 광 주기를 인지하여 생식 활동의 일주기성이나 생체리듬을 유지한다. 즉 잠이 들게 해주는 호르몬이라 할 수 있다. 또한 멜라토닌은 농도가 높을 때는 생식세포의 발달을 억제하고 낮을 때는 촉진하는 작용을 한다. 이와 함께 적당한 햇빛은 세로토닌의 분비를 촉진한다. 행복과 평화를 가져다주는 세로토닌이 왕성하게 분비되면 멜라토닌 분비도 좋아져서 숙면을 취하게 된다. 커튼을 치는 것도 좋은 수면 습관이다. 우리의 눈은 빛을 받아들여서 이를 시신경을 통해 뇌로 전달하는데, 눈을 통해 빛이 들어오면 뇌가 각성되어 멜라토닌의 분비가 저해된다. 따라서 잠자리에서는 빛을 최대한 차단하는 것이 뇌의 휴식과 숙면에 도움을 준다.

또한 한진 씨가 새벽에 일어났다가 다시 잠든 것도 오늘의 숙면에 좋은 영향을 미쳤을 것으로 보인다. 잠이 부족하면 세로토닌이 잘 분비되지 못한다. 잠을 잘 자지 못하다가 날을 잡고 편히 자 보자고 해도 숙면을 취하지 못하는 것은 이 때문이다. 수면 부족으로 줄어든 세로토닌이 평상치로 올라오는 데에는 시간이 필요하다. 이 시간을 단축하려면 운동이나 햇빛 쬐기, 음악 감상 등의 노력이 필요하다. 술을 과하게 마시면 아무래도 몸에 무리가 되지만 적당량의 술과 휴식으로 스트레스를 해소하는 것도 숙면에 도움이 된다.

한편 오랜 기간 부신이 자극을 받아 코르티솔을 지속적으로 분비한 나백수의 경우 세로토닌의 분비량이 줄어든 상태라고 할 수 있다. 세로토닌이 적어지면 잠을 잘 자지 못하게 되고, 잠을 잘 자지 못하면 스트레스로 인해 코르티솔 양이 늘어나는 악순환이 반복된다. 스트레스로 인한 세로토닌 부족은 잠을 이루지 못하는 불면증을 더 심하게 만들기 십상이다. 세로토닌 분비를 정상으로 되돌리기 위해서는 만성적인 스트레스의 고리를 끊는 것이 중요하다. 적절한 수면 시간을 확보하고 늘 일정한 시간에 편안한 마음으로 잠을 잘 수 있도록 유도하는 것이 좋다.

멜라토닌은 트립토판이라는 아미노산에서 세로토닌을 거쳐 합성된다. 사람은 스스로 트립토판을 합성할 수 없기 때문에 식품으로 섭취하여야 한다. 따라서 트립토판이 많이 함유된 음식을 먹는 것은 세로토닌의 생성뿐만 아니라 멜라토닌 합성에도 큰 도움이 된다. 초콜릿, 귀리, 우유, 요구르트, 치즈, 붉은 고기, 계란, 생선, 가금류(특히 칠면조), 참깨, 이집트콩, 해바라기씨, 호박씨, 땅콩과 같은 식품들에 특별히 많다. 트립토판이 많이 함유된 음식을 섭취하는 것이 숙면에 도움을 준다. 트립토판의 잔여분은 세로토닌으로 바뀌었다가 밤에 멜라토닌으로 바뀐다. 저녁식사로 트립토판이 많은 음식을 섭취하는 것은 잠을 잘 잘 수 있는 한 방법이 된다.

일생을 관장하는
100년간의 호르몬

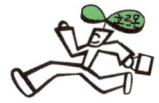

한진 씨의 일생 # 1
우리 결혼할까요?

만반의 준비를 갖추었다. 꽃다발과 청혼 반지 그리고 청혼가까지. 문제는 타이밍이다.

"오빠, 다음 주 수요일이 우리 만난 지 1년 되는 날인 거 알지?"

"그럼, 알지."

"기대하고 있겠어."

일주일 전에 통보를 받고 잔뜩 준비를 했는데 좀처럼 타이밍이 나지 않는다. 한진 씨는 강바람을 맞으며 산책을 하고 있다. 바람에 치마가 나부끼는 여자는 한 손으로 치마를 잡으며 한진 씨에게 말을 건넨다.

"오빠, 나 여기서 기다릴게 차에 가서 내 커피 좀 갖다주라. 안 마시려고 했는데 갑자기 먹고 싶네."

"응, 그럴까?"

한진 씨는 어깨에 메고 있던 여자의 가방을 건네주고 자동차로 달리기 시작한다. 오늘은 최대한 여자의 기분을 맞춰주려고 최선을 다하고 있다. 꽃다발과 반지를 가져와서 청혼을 해야지. 한진 씨는 한강 유원지에서의 청혼도 나름 낭만이 있다고 생각한다. 돌아오는 길은 최대한 살금살금, 스마트폰을 보고 있는 여자가 눈치채지 않게 조심조심.

"나랑 결혼해 주겠니?"

어느새 무릎을 꿇은 한진 씨는 한 손에는 반지를 다른 손에는 꽃다발을 들고 있다.

"오빠…… 내 커피는?"

"커피?"

"어, 내 커피는?"

한진 씨는 순간 '내가 얘랑 결혼해서 정말 잘살 수 있을까?' 하는 생각이 떠오른다. 청혼 반지를 앞에 두고 고작 커피 따위를 찾고 있는 여자에게 화가 치밀어 오른다.

"뭐야, 너 지금 청혼 반지를 앞에 두고 그깟 커피를 찾는 거야?"

한진 씨는 들고 있던 꽃다발을 내려놓으며 쓴소리를 해댄다. 한진 씨의 태도에 당황한 여자는 잠시 멍하니 있다가 반격에 나선다.

"누가 청혼 반지 갖고 싶댔어? 누가 꽃다발 받고 싶다고 했냐고? 커피 마시고 싶다는 사람한테 반지 들고 와서 왜 화를 내냐고?"

"야! 지난주에 네가 1년 되는 날이라고 기대한다고 했잖아. 그래서 애써 준비한 건데 말을 꼭 그런 식으로 해야겠어?"

"난 근사한 데 가서 밥 먹고 좋은 선물 받고 싶었다고. 이렇게 쫙 빼입고 구두 신고 와서 한 시간씩 한강 걷고 싶었는 줄 알아? 나 다리 부은 거 안 보여?"

한진 씨와 여자, 둘은 분을 삭이지 못하며 속사포처럼 말을 이어 간다. 처음 만나 1년간 이렇게 싸운 게 수십 날이었다. 사랑하고 싸우고 헤어지고 다시 사랑하고 싸우고 헤어지고……. '에잇, 내가 도대체 뭐 때문에 이 짓을 1년째 하고 있는 거야!' 한진 씨는 왜 여자를 만나 사랑 따위를 해가지고 이 고생을 사서 하는가, 자기 뒤통수를 한 대 쳐주고 싶은 심정이다.

정열적으로 짝을 찾아 나서는 청춘기

연애를 할 때 우리 몸은 호르몬에 흠뻑 젖는다. 이때 우리를 적시는 호르몬으로는 도파민과 페닐에틸아민, 세로토닌과 옥시토신이 대표적이다. 도파민은 무엇을 성취했을 때 분비되는 호르몬으로 알려져 있다. '연애에 골인했다.'라는 성취감에 도파민이 분비된다.

한편 도파민은 성욕을 올리는 기능이 있다. 페닐에틸아민은 누군가를 쓰다듬을 때 분비되며, 누군가에게 첫눈에 반했을 때 다량으로 분비된다. 페닐에틸아민 덕분에 우리는 사랑을 하면 배고픔을 느끼지 못하게 되고 입맛도 잃는다. 한편 누구나 연애를 시작하면 행복한 감정에 푹 빠지게 되는데 바로 세로토닌 때문이다. 옥시토신은 연인끼리 스킨십을 할 때 분비된다. 옥시토신이 분비되면 안정감과 친밀감이 생겨 연인 간의 결속력도 강화된다. 한편 여성들은 연애를 하면 여성호르몬의 분비가 좋아져서 외모가 더 출중해진다. "너 꽤 예뻐졌어."란 소리를 자주 듣게 되는 이유이기도 하다.

연애를 할 때 남성과 여성은 확연한 차이가 나타난다. 남성 호르몬은 짝짓기, 섹스, 보호, 위계질서, 영역 보존 등에 관여한다. 흔히 남성은 섹스를 많이 할수록 더 많은 자손을 남길 수 있다는 것을 알고 성욕을 불태운다고 알려져 있다. '핵존심'을 자랑할 때는 도파민, 테스토스테론, 코르티솔, 바소프레신의 영향을 받는다. 이들 호르몬의 영향을 받은 남성은 기운을 얻고 자신은 절대로 패배하지 않을 거라고 믿는다. 성적 쾌감에 휩싸일 때는 노르아드레날린, 도파민, 옥시토신의 영향을 받는다. 남성은 옥시토신의 영향 때문에 성교 후 즐겁고 따스하고 안전하다는 느낌 속에서 바로 쿨쿨 잠을 자게 된다. 옥시토신은 오르가즘 후 방출돼 시상하부에 들어가 뇌의 수면 중추를 자극한다.

반면 사랑을 할 때 여성호르몬은 남성이 자신과 아이를 잘 보호하고 삶에 필요한 자원을 공급할 능력을 갖추고 있는지 분별하려고 한다. 도파민과 옥시토신은 사랑에 관련된 모든 신경 회로를 활성화시킨다. 사랑은 신뢰와 배려, 푸근함과 따뜻함이 공존하는 것이라고 믿으며 행동하는데 도파민과 옥시토신은 이 모든 행동의 연료원이 된다. 단 스트레스를 받아서 코르티솔의 분비량이 늘어나면 옥시토신의 활동이 방해를 받는다. 옥시토신의 분비가 줄어들면 여성은 스킨십은 물론 배려와 용서의 행동도 거두어들인다. 여성들이 사랑하는 남성에게 한없이 잘 대해주다가도 마음이 틀어지면 그토록 냉정해지는 데에는 이런 호르몬의 작용이 있는 것이다.

한진 씨가 오늘 애인과 헤어지면 어떻게 될까? 어떤 이유로든 관계가 깨지면 사랑과 행복이라는 감정은 사라진다. "나는 행복해."를 연발하게 했던 세로토닌도 줄어든다. 사랑과 쾌감, 열정을 자극하는 도파민과 같은 호르몬이 줄어들면서 다른 호르몬들이 그 자리를 대신한다. 아드레날린과 노르아드레날린이 증가해 갑자기 흥분제로 작용하기도 한다. 헤어지고 난 후 그리움이 커지면 과격한 행동을 하기도 한다. 코르티솔도 한몫을 한다. 이별은 과도한 스트레스로 나타나지만 코르티솔이 이를 제어할 만큼 분비되지는 못한다. 잠을 잘 수 없는 날이 계속되며 불안해진다. 시내 어딘가를 서성이며 옛 연인 혹은 새로운 연인을 찾아다닐 가능성이 크다.

한진 씨의 일생 # 2
아내의 뱃속에 아기가?

며칠 전부터 한진 씨는 속이 거북하다. 아내도 속이 거북하다. 둘은 며칠 전에 먹은 육회가 상했던 모양이라며 함께 내과를 찾았다. 병원에 와도 좀처럼 거북한 속이 가라앉지 않았다. 둘을 지켜보던 진찰실의 의사가 새로운 걸 묻는다.

"두 분 결혼하신 지는 얼마나 되셨지요?"

"글쎄요, 한 1년 정도 됐지요."

"혹시 다른 이유가 있을지도 모르니 산부인과에 한번 가보시지요."

이렇게 한진 씨는 자신이 아빠가 될지도 모른다는 사실을 처음 알았다. 번갯불에 콩 볶아 먹듯이 결혼을 하고 맞벌이로 1년을 사는 동안 '아이가 생길 수도 있다.'는 생각은 했다. 하지만 '실제 아이가 생길 것이다.'라고는 생각하지 못했다. 그런데 정말 아이가 생긴 모양이다.

산부인과에서 처음 만난 아이의 생김새는 마치 콩 같았다. 아주 작았다. 이제 막 8주가 지난 뱃속 아기의 모습을 보자 한진 씨는 기쁘다는 말로는 표현할 수 없는 묘한 감정에 휩싸였다.

"제가 저 아이랑 축구를 할 수 있을까요?"

혹시나 하고 물어보았다. 동성 형제가 없이 혼자 집에서 놀던 기억이 떠오른 한진 씨는 아이의 성별이 궁금했다.

"글쎄요, 지금은 알 수 없겠는데요. 조금 더 지나야 알 수 있어요."

한진 씨는 의사가 알고도 안 알려주는지 정말 모르는 것인지 궁금하지만 기다려보기로 한다. 일단 오늘은 속을 풀어줄 시원한 보양식을 아내에게 먹여야겠다는 생각이다. 아내의 뱃속에 아기가 있다고 생각하니 들뜨고 설렌다. 그리고 아내가 예뻐 보인다.

성별이 나뉘는 태아기

임신을 가능하게 하는 것은 바로 여성호르몬이다. 여성의 몸은 한 달을 주기로 급격한 호르몬 변화를 경험하는데 바로 임신을 위한 준비 과정이다.

여성들만 겪는 월경은 호르몬의 변화에 따라 4개 구간으로 나눌 수 있다. 각 구간마다 여성은 육체적, 정신적 변화를 감지할 수 있다. 월경기인 1주기는 에스트로겐과 프로게스테론이 모두 적게 분비되는 불안정기이다. 신체적으로는 생리통과 냉증, 피로를 느끼고 심리적으로는 우울한 기분과 의욕 상실을 경험한다. 월경을 마친 2주기는 프로게스테론의 변화는 없지만 에스트로겐이 급격하게 증가하는 시기이다. 배란일 직전에 에스트로겐 수치가 최대치에 이르면 물을 저장하는 에스트로겐의 특성 때문에 몸이 붓게 된다. 평소보다 좀 부은 것 같은 느낌이 들고 반지가 손가락에 끼어지지 않기도 한다. 배란을 하면 안정기가 시작된다. 컨디션이 좋아

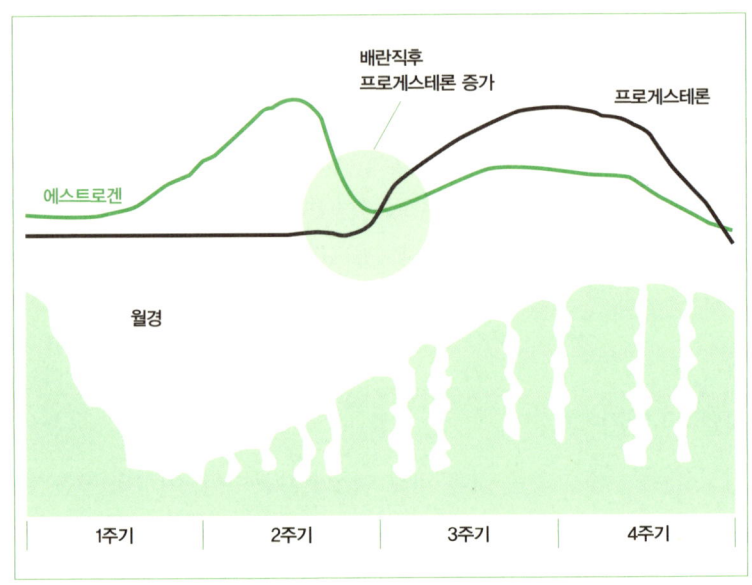

월경주기표에 따른 에스트로겐과 프로게스테론 농도

지고 신진대사가 활발해지면서 밝고 긍정적인 기분이 들고 성욕도 증가한다. 이때를 기준으로 직전에 높았던 에스트로겐 수치는 낮아지고 프로게스테론이 급격하게 증가한다. 3주기는 배란을 마친 후의 하강기로 프로게스테론의 영향을 크게 받게 된다. 부종과 변비가 나타나고 기분이 불안정해진다. 월경 전주인 4주기는 에스트로겐과 프로게스테론 수치가 모두 낮아지는 침체기이다. 어깨 결림이나 유방의 통증, 몸의 부종, 변비가 생기기도 한다. 쉽게 초조하거나 우울해져 인간관계에 문제가 생기는 경우도 있다.

이러한 4주기의 육체적, 정신적 변화는 여성의 자궁에서 일어나는 변화에 기인한다. 여성의 자궁 속 난포에는 난자가 담겨 있다. 이것이 성숙해 배란이 되면 난포는 누런색 황체가 되는데, 배란을 기준으로 이전에는 난포호르몬인 에스트로겐이, 이후에는 황체호르몬인 프로게스테론이 증가하게 된다. 이 두 호르몬의 변화는 임신을 준비하는 여성의 몸에도 영향을 미치지만 정신에도 영향을 미친다. 월경 5~10일 전에 여러 가지 신체적, 정신적 증세가 나타났다가 월경의 시작과 함께 호전되는 경우도 있다. 가임기 여성의 75퍼센트 정도가 월경증후군을 경험하는데 불안과 긴장, 초조, 우울과 같은 감정의 변화와 피로감, 두통, 요통, 유방 통증, 근육 통증과 같은 신체적 통증 그리고 피부 트러블과 부종 등을 호소한다.

한편 예비 아빠들 중에는 아내와 함께 입덧과 같은 임신 증상을 보이는 이들이 있다. 이를 흔히 쿠바드증후군couvade syndrome이라고 하는데 시간이 지나면서 차차 좋아진다.

임신을 하면 몸에도 변화가 나타난다. 여성만 변화가 나타나는 게 아니라 남성에게도 변화가 나타난다. 우선 예비 아빠들은 테스토스테론과 코르티솔의 농도가 올라간다. 가족을 보호하려는 본능이 강해진다. 또한 임신과 출산, 육아로 인한 장기간의 스트레스 상황을 예견하며 준비해 나간다. 아기가 태어나기 직전의 몇 주 동안에는 양육과 젖샘을 자극하는 호르몬인 프로락틴 수치가 20퍼센트나 상승한다. 스트레스 호르몬인 코르티솔 수치도 2배 오르면서 좀 더 민감해진다. 아기가 태어난 후 몇 주 동안은 테스토스테론 수치가 1/3 수준으로 급격히 감소한다. 반면 에스트로겐 수치는 평상시보다 훨씬 높아진다. 한진 씨처럼 쿠바드증후군을 경험한 아빠들은 프로락틴 수치가 더 높이 올라가고 테스토스테론 수치는 더 급격히 떨어진다.

여성은 임신과 동시에 프로게스테론과 에스트로겐의 분비가 폭발적으로 증가한다. 가족을 부양하고 보금자리를 지키는 일에 집중한다. 임신 초기의 여성은 심한 졸음을 느끼는데 프로게스테론에 의해 평온한 상태를 유지하면서 스트레스도 억제된다. 스트레스로 인한 코르티솔은 태아와 태반에 의해 대량 생산되는데 임신 후반기에는 격렬한 운동을 할 때와 비슷한 수준으로 올라간다. 하지만 신기하게도 높아진 코르티솔 수치만큼 스트레스가 유발되지는 않는다. 프로게스테론의 진정 효과와 에스트로겐의 보호 작용 덕분이다. 예비 엄마는 오로지 안정과 영양, 환경에 주의를 기울인다.

임신 3개월이 지나면 프로락틴, 에스트로겐, 프로게스테론, 성장 호르몬 등 여러 호르몬의 작용으로 몸이 눈에 띄게 변한다. 유방 내 유관과 유선 생성 세포가 증식해 가슴이 커진다. 젖을 만들기 위한 준비가 시작된다. 임신 후반기에 임산부는 특별히 주의력이 떨어지고 건망증이 심해지는데 코르티솔의 영향으로 보인다. 양수가 터지고 아이가 나올 때는 프로게스테론 수치는 뚝 떨어지고 옥시토신은 폭발한다.

옥시토신은 '모성애'를 대표하는 호르몬이기도 하다. 모유 수유를 하는 엄마들은 아이가 배고파 울기만 해도 젖이 나오는 것을 경험하게 되는데 바로 옥시토신이라는 호르몬 때문에 가능한 일이다. 옥시토신은 자궁을 수축시켜 진통을 유도하고 출산을 도와주며, 엄마가 아기에게 모성애를 느끼고 애착 관계를 형성하는 모든 영역에서 작용한다. 옥시토신과 함께 산통을 줄여주는 것은 도파민이다. 엔도르핀 수치가 높아져 통증 억제 작용을 한다. 높아진 호르몬 농도는 며칠 이내에 정상 수치로 돌아온다.

뱃속에 있는 아기는 어떻게 될까? 보통 임신 8주 차가 되기 전까지 뱃속의 아기는 남성성을 전혀 갖지 않는다. XY 염색체 조합은 남아로, XX 염색체 조합은 여아로 발달하지만 임신 2개월까지는 성별 구분 없이 모두 여아다. 임신 8~10주에 성호르몬이 활동하면서 성 발육이 이루어진다.

테스토스테론은 먼저 남성성을 활성화시켜 여성적인 특징을 제거한다. 테스토스테론이 다량 분비되면 우뇌의 성장이 뚜렷해진다. 우뇌에는 공간을 인지하는 중추가 존재한다. 대개 남자가 여자에 비해 방향 감각과 공간 인지 능력이 뛰어나다. 반면 좌뇌의 성장은 뒤처진다. 태아는 18주까지 작은 고환에서 분비되는 테스토스테론의 영향을 받으며 몸과 뇌를 남성화시킨다. 성호르몬의 영향으로 전립선과 정소와 음경이 만들어진다. 이후에 초음파로 사내아이임을 알 수 있다. 태어난 후에도 남아는 성장하면서 여아보다

10배나 많은 양의 테스토스테론을 분비한다.

반면 테스토스테론 수치에 방해를 받지 않는 여아의 경우 테스토스테론 분비가 중단되면서 임신 10주째부터 여아의 나팔관과 자궁과 질이 형성된다. 첫 난자세포도 이때 만들어진다. 여아는 성장기 소녀에 비해 테스토스테론이 적게 분비된다. 여아가 발달하면서 형성된 난자는 일부만 나중에 성숙한다. 여성의 에스트로겐(에스트라디올, 에스트론, 에스트라이올 등 30종 이상의 호르몬이 있다)은 남성보다 4배가량 높다.

한진 씨의 일생 # 3
이 아이와 평생 친구가 될 거야

아이는 자라면서 한진 씨를 닮았다. 이제 두 돌이 지났을 뿐인데 '온갖 사고를 다 치고 다니는 모습'은 영락없는 한진 씨였다.

"내가 위로 딸만 셋을 낳고 너를 낳았잖니. 처음에는 별반 차이가 없을 줄 알았는데 웬걸, 사내아이가 다르긴 정말 다르더라. 가만히 있을 틈이 없어. 새가 나타나면 쫓아다니기 바쁘고, 높은 데란 높은 데는 다 올라가고, 뛰어내리기는 어찌나 잘 뛰어내리는지, 아주 사내아이 하나가 누나 세 몫은 했다니까."

한진 씨의 어머니는 손자를 안아주며 예쁘다 하시다가도 틈만나면 "사내아이라서 그렇다."는 이야기를 꺼내놓는다. 이야기를 들을 때마다 딸을 낳지 못해 아쉬워하는 아내의 얼굴은 더 어두워진다. 한진 씨의 아내는 육아휴직까지 내고 요란한 아들을 키우느라 이미 몸이 천근만근이다. 그럼에도 아이라면 끔찍하게 생각한다. 처녀 시절에 제 몸 아끼고 주변 시선에 신경 쓰며 몸치장을 하던 모양새는 이미 사라지고 없다. 펑퍼짐한 옷차림에도 적응해서 정말 아줌마가 다 됐다. 하지만 한진 씨는 그런 아내의 모습이 싫지 않다. 이 가정을 지키기 위해 더 열심을 내려고 한다.

"우리 아들, 커서 꼭 아빠와 친구가 돼주어야 해. 우리 귀한 아들, 누구 친구?"

"아빠 친구."

말이 서툰 아들의 목소리를 들으며 한진 씨는 신이 났다. 정말 온 몸에서 기운이 솟는 것을 느낀다.

유아 사춘기를 경험하는 유아기

부모 노릇에 쓰이는 호르몬은 프로락틴과 옥시토신이다. 부모로서 자식에게 애착을 갖고 힘든 육아를 견디게 한다.

육아기에 아빠는 태아기의 호르몬 영향을 그대로 이어서 받는다. 프로락틴 수치는 올라가고 테스토스테론 수치는 떨어진다. 이러한 호르몬 변화로 성적 욕구는 억제되고, 남자가 아니라 아빠로서 충실히 살아갈 수 있다. 높아진 바소프레신은 아이와의 정서적 유대를 강화하도록 한다. 보통 아빠들은 아기와 엄마가 함께 있을 때보다 아기와 단둘이 있을 때 자발적으로 놀아주는 모습을 보인다. 육아 전문가들은 자발적인 상호작용을 위해서 아빠와 아기가 단둘이 보낼 수 있는 시간을 갖게 해주는 것이 좋다고 한다.

여성을 엄마로 만들어주는 호르몬은 옥시토신이다. 옥시토신은 출산 후 폭발적으로 분비되어 자궁이 원활히 수축되도록 도와준다. 모유 수유 중에도 분비돼 아기와 엄마가 친밀감을 형성하도록 돕는다. 한편 프로락틴은 엄마가 아이에게 젖을 잘 물릴 수 있도록 모유의 생산을 촉진한다. 더불어 육아에 전념할 수 있도록 자궁에서의 배란을 방해해 월경을 중단시킨다. 프로락틴은 스트레스를 억제하는 작용도 한다. 여러 호르몬의 영향으로 섹스 욕구는 억제된다.

태어난 아이들은 생후 1년까지 유아 사춘기를 겪느라 나름대로 힘든 시기를 보낸다. 이후 다시 성호르몬이 왕성해지는 10세까지를 아동휴지기라고 한다.

남아는 출생 때부터 성인 남자와 똑같은 높은 수준의 테스토스테론에 흠뻑 젖는다. 움직이는 물체를 찾아내서 쫓아가고, 목표를 명중시키고, 자신의 힘을 시험하고, 적을 격퇴하는 놀이를 하는 데 열을 올린다.

여아의 경우 생후 6~24개월에 다량의 에스트로겐이 분비된다.

에스트로겐의 영향을 받은 여아는 언어 및 정서와 관련된 뇌중추가 고양된다. 이성보다 동성 친구와 어울려 노는 것을 좋아한다.

2세가 지날 무렵 아동들은 유아 사춘기를 끝내고 아동휴지기라는 평온한 시기를 맞는다. 이 시절 남녀 아이들은 모두 에스트로겐과 테스토스테론의 수치가 매우 낮다. 여아의 경우 난소에서 분비되는 에스트로겐의 흐름도 일시적으로 멈춘다. 스트레스에 대한 반응 체계 역시 평온하게 유지된다. 다만 에스트로겐 수치는 여아가 남아보다 6~8배 높다.

여아가 8세가량 되면 일련의 연쇄반응으로 난소가 자극되고 에스트로겐 생산이 늘면서 성호르몬이 다시 활성화된다. 에스트로겐이 생성되고 혈관으로 분비되면서 외모도 변하게 된다. 가슴이 커지고 골반은 넓어지고 허리는 잘록해진다.

테스토스테론이 적게 분비되는 여성은 우뇌가 더 발달하는 남성과 달리 좌뇌와 우뇌의 크기가 비슷하다. 좌뇌와 우뇌가 서로 연결돼 좌뇌와 우뇌의 정보 교환이나 교류가 빠르다. 남성은 좌뇌에서만 언어를 담당하지만 여성은 좌뇌와 우뇌를 함께 사용한다. 여성이 유창한 말솜씨를 자랑하는 것은 당연하다. 여성의 몸에서도 테스토스테론이 분비되기는 하지만 농도는 남성에 비해 10~20배 정도 낮다. 월경 주기 초에는 공간 사고력이 평소보다 뛰어나다. 에스트로겐 수치가 높아지면 공간 사고력은 다시 떨어진다.

한진 씨의 일생 # 4
이 아이가 얼마나 클까?

　　　　　　　　　오랜만에 일찍 퇴근한 한진 씨는 아내가 밥을 차려주는 사이 아들의 방에 들어가 본다. 벌써 저녁을 먹고 혼자 책상 앞에 앉은 초등학교 3학년 아들이 대견해 보이기까지 한다. 그런데 한진 씨의 눈에 옥의 티처럼 걸리는 게 있다. 바로 바닥에서 붕 떠 있는 아들의 발이다. 초등학교 입학 때 앞으로 자랄 것을 생각해서 좀 큰 것으로 사주었는데 3년이 지나도록 발이 땅에 닿지 않는다.

"우리 아들, 반에서 키 번호 몇 번이야?"

밥상을 앞에 둔 한진 씨가 걱정을 담아 아내에게 묻는다.

"한 4번쯤 되나? 1~2학년 때도 노상 앞 번호였는데 올해도 그래."

"나도 그렇고 자기도 그렇고 별로 큰 키가 아니잖아. 남자애들은 자라면서 키에 민감하다는데 병원에라도 데려가야 하는 거 아닌가 몰라."

한진 씨는 어릴 적에 크지 않은 키 때문에 친구들에게 놀림을 받고 스스로 위축됐던 경험이 있다. 옛 생각을 떠올리던 중에 방법을 찾아봐야겠다는 생각이 들었다. 그런데 병원 이야기를 들은 아내는 다른 이야기를 꺼낸다.

"그렇지 않아도 병원에 데려가 봤는데 별문제 없다는데."

"병원에 갔었어? 언제?"

"왜 지난번에 내가 얘기했잖아. 요즘 자꾸 무릎이 아프다고 한다고. 처음에는 운동을 심하게 해서 그런가 보다 했는데 일주일 넘게 계속 아프다고 하니까 걱정이 돼서 가봤지."

"그래서 병원에서는 뭐라는데?"

"소아정형외과 선생님께서 간단히 진찰만 했는데, 특별한 병이 있는 건 아니고 그냥 성장통이래."

한진 씨는 자라면서 앓는다는 성장통이라는 말에 일단 안심이 됐다. 하지만 밥을 먹는 내내 '작은 키'와 '성장통'이라는 말이 머릿속을 떠나지 않았다.

"담에 병원 가면 키 크는 방법 좀 알아봐. 요즘은 키 크게 하는 방법도 많다던데…… 신경 좀 쓰라고."

아내에게 잔소리를 해대는 한진 씨의 마음에는 '나보다는 더 자라야 할 텐데…….'라는 간절한 소망이 담겨 있다.

아플 정도로 몸이 커지는 아동기

사실 키가 작다고 해서 우리 몸의 기능에 문제가 있는 것은 아니다. 우리 어릴 적에 어르신들은 "나폴레옹도 키가 작았어. 충분히 큰 인물이 될 수 있어."라고 위로(?)해주시기도 했다. 최근에는 마라도나나 메시 같은 단신의 스타 선수들이 있어 위안이 되기도 한다. 하지만 시대의 대세가 훤칠하게 큰 키를 선호한다는 것은 바뀌지 않는 사실이다.

모든 생물과 마찬가지로 사람도 자라는 시기가 정해져 있다. 대체로 사람의 성장 시한은 20세 전후다. 보통 사춘기 때 3~4년 동안 급격히 자라다가 이 시기가 지나면 성장 속도가 떨어져서 20세에 이르면 성장이 멈추게 된다. 개인적인 특성을 고려한다 해도 여성은 22~23세, 남성은 24~25세에 성장이 멈춘다.

아이의 성장은 부모의 키와 관계가 있다. 키를 예상하는 계산법으로 MPH$_{midparental\ height}$ 방식이 있다. 부모의 키를 합해 평균을 낸 값에 ±13을 하는 식이다. 남자는 (엄마 키+아빠 키+13)÷2센티미터이고 여자는 (엄마 키+아빠 키-13)÷2센티미터이다.

키가 크는 데에는 성장호르몬의 역할과 영양이 중요하다. 성장호르몬은 뇌하수체 전엽에서 분비되는 호르몬의 하나로 체내에서 뼈, 연골 등의 성장뿐만 아니라 지방 분해와 단백질 합성을 촉진시키는 작용을 한다. 청소년기 및 성장기에 뼈의 길이 성장과 근육의 증가 등 성장을 촉진하는 작용을 주로 하고 필요에 따라 왜소증 치료에 사용된다. 성장호르몬이 몸에서 분비되는 것은 주로 밤인데 멜라토닌의 영향 때문이다. 시간은 오후 10시~다음 날 2시경, 깊은 잠에 들었을 때 많이 분비된다고 알려져 있다. 따라서 이 시간대에 깊이 잠든다면 성장에 유리하며 규칙적인 수면 습관이 매우 중요하다.

성장은 여러 뼈의 성장판에서 진행되는데 손, 발가락, 손목, 팔꿈치, 어깨, 발목, 무릎, 척추 등에 성장판이 존재한다. 따라서 이 부분을 자극하는 운동인 수영, 농구, 배구, 태권도, 걷기, 달리기, 매달리기, 스트레칭, 줄넘기 등이 키 크는 데 도움이 된다.

키를 결정하는 중요한 요소는 유전이다. 하지만 아무리 유전자의 힘이 강하다 해도 환경적 요인도 중요하다. 또한 성장에 필요한 여러 필수영양소를 섭취하는 것도 매우 중요하다. 특히 양질의 단백질을 제대로 섭취하는 것이 성장과 발달에 매우 중요하며 칼슘과 철분, 아연은 정상적인 성장에 반드시 필요한 영양성분이다.

한편 아이들은 성장하면서 성장통을 겪는다. 성장통이란 3~12세 사이의 성장기 아동에게서 흔히 나타나는 하지 통증을 말하는데 주로 종아리, 허벅지, 무릎 부위에 나타난다. 성장통은 특별한 질병이 아니기 때문에 치료 없이 괜찮아지지만 만약 통증이 심하다면 목욕이나 마사지가 도움이 된다. 뼈를 둘러싸고 있는 골막에는 통증을 느낄 수 있는 신경이 존재하는데 뼈가 성장하면서 골막이 자극되어 통증이 발생할 수 있다고 알려져 있다. 성장통은 수일이나 수개월 동안 증상이 없다가 다시 재발하기도 한다. 증상이 변하는지 관찰하면서 지켜보는 것만으로도 좋아질 수 있기 때문에 특별한 치료는 하지 않는다. 하지만 만약 아이가 절뚝거리거나 아픈 부위가 붓거나 벌겋게 색이 변하거나 눌렀을 때 아파한다면 성장통이 아닐 수 있기 때문에 진료를 받게 해야 한다.

한진 씨의 일생 #5
내 자식이지만 정말 밉다

나백수 선배가 입을 열었다. "시사평론가인 친구와 점심을 먹는데 친구가 진지한 얼굴로 묻더라고. '북한이 왜 우리나라에 못 쳐들어오는지 알아?' 한국의 경제력과 군사력 증대, 우방 국가들의 지원, 북한의 식량난 등을 떠올리고 있는데 친구가 답을 알려줬어. 바로 중2들이 무서워서래."

한진 씨는 제법 머리가 희끗해진 나백수 선배와 오랜만에 만나 술잔을 기울이고 있다. 아저씨 소리를 들을 수밖에 없는 중년의 두 남자는 만날 때마다 아이들 이야기를 안주 삼아 술을 마신다. 아이들은 중학생, 고등학생이 돼 질풍노도의 사춘기를 겪고 있다.

"선배, 더 재밌는 얘기 해줄까? 어느 목사님한테 갓난아기를 안은 여성 신자가 와서 물었대. '목사님, 어떻게 이렇게 예쁜 아기를 제물로 바칠 수가 있습니까?' 아마 아브라함과 이삭 이야기를 들은 모양이지. 왜 성경책에 보면 하나님이 아브라함한테 늦둥이 이삭을 산 제물로 바치라고 했다잖아. 그래서 목사님한테 사랑이 많으신 하나님이 어떻게 그러실 수가 있냐고 따진 거지. 그런데 목사님이 대답하시기를 '성도님 아이가 사춘기가 되면 열 번도 바칠 수 있다고 대답하실 겁니다.'라고 했다는 거야. 정말 공감 가지 않아?"

한진 씨는 술잔을 기울이며 껄껄 웃었다.

"글쎄 이노무 자식이 이번 수행평가에서 0점을 받아 왔어요. 그래서 무슨 일이냐고 물어봤더니 '용기란 무엇인가?'에 대해 쓰라는 문제가 나왔는데 가장 먼저 답안지를 내고 나왔다네."

"뭐라고 썼다고 하던가?"

"'이런 것이 용기이다.'라고 썼다는 거야. 이게 무슨 개그 콘서트에나 나올 법한 이야기냐고. 어디서 배워 그런 짓을 따라 하는지. 요즘은 어찌나 게을러졌는지 아침 늦게 일어나서 학교도 간당간당하게 가고 한밤에는 잠도 안 자요. 뭔 이야기만 하려고 하면 '됐거든요. 아빤 잘 모르잖아요.' 이러질 않나! 나를 완전 배 나오고 머리털 빠진 꼰대 취급을 한다니까."

"우리 집 딸아이도 마찬가지야. 완전히 별나라에서 온 것들이라니까. 연예인 따라다니는 건 예사야. 지난주에는 친구들이랑 독서실 간다고 와이프한테 거짓말을 하고는 콘서트에 간 거야. 그것도 웬 머슴애들이랑 오토바이를 타고 말이지. 그걸 딱 와이프 친구가 봐서는 걸렸지. 와이프가 어찌나 야단을 치던지……."

한진 씨와 나백수 선배는 머리카락이 숭숭 빠진 머리를 맞대고 나온 배를 눌러가며 자식들의 기이한 행동을 토로하는 성토대회를 밤늦게까지 계속했다.

온갖 위험을 무릅쓰는 사춘기

우리는 일생에 걸쳐 호르몬의 영향을 받는다. 특히 사춘기와 갱년기에는 호르몬 변화가 급격히 나타난다. 이 시기를 거치는 이들은 하나같이 '전과 같지 않은 행동'을 보이는 스스로에게 실망하거나 혼란스러운 감정을 느낀다. 어쩌면 주변 사람들보다 본인들이 느끼는 당혹감이 훨씬 클 것이다. 주변의 이해가 필요한 것은 이 때문이다.

"학원 잘 다녀왔어? 밥은 먹었니?" 그러면 눈도 안 마주치고 "제가 어디서 놀다 온 줄 알아요?"라고 쏘아붙이고는 문을 쾅 닫고 자기 방으로 들어가 버린다. "제발 네 방은 스스로 치우란 말이야. 내가 네 종이니?" 하며 "너도 나중에 꼭 너 같은 딸 낳아봐라."라고 잔소리를 해대면 "난 결혼 따윈 안 할 건데." 하며 엄마의 속을 벅벅 긁기 일쑤다. 사춘기 시기 아이의 뇌는 아직 전두엽이 다 발달하지 않아 리모델링 중인 복잡한 공사 현장과 같다. 이런 아이와 맞붙어봐야 부모만 백전백패다.

청소년기의 호르몬 변화는 크게 두 가지로 요약된다. 첫째는 성性이 두드러진다는 것, 둘째는 뇌가 새롭게 세팅된다는 것이다. 특히 성호르몬의 폭발적인 분비로 자신도 모르는 다양한 감정들이 솟구치고 있기 때문에 현명한 부모라면 이 시기에 아이를 믿고 존중해주는 마음이 필요하다.

이론적으로 남자와 여자는 염색체에서 구분된다. 난자와 만나는 정자에 X-염색체가 있으면 여자가 되고 Y-염색체가 있으면 남자로 태어난다. 하지만 남성과 여성의 구분을 확실하게 해주는 것은 바로 호르몬이다. 수정이 되고 12주가 지나면 남성호르몬이 다량 분비되어 남성 성기를 형성하게 된다. 여성은 여성호르몬의 분비가 과다해지지 않는다. 그냥 여성의 성기를 가지게 된다. 이후 아기가 출생하고 사춘기가 될 때까지 성호르몬의 분비가 급격히 증가하는 일은 없다. 사춘기에 이르러 갑자기 성호르몬이 증가하고 남성과 여성의 차이인 2차 성징, 즉 성적인 차이가 확연해진다. 남성은 목소리가 굵어지고 털이 많아지고 근육이 발달하게 되며, 여성은 가슴과 엉덩이가 커지고 피부가 부드러워지고 월경이 시작된다. 사춘기의 기분은 이전과는 너무도 다르기 때문에 당사자도 왜 이런 느낌이 드는지를 알 수 없다. 이성에게 호기심을 갖게 되고, 이성을 만나면 자신도 모르게 얼굴이 붉어지고 가슴이 두근거리는 느낌을 경험하게 된다.

사춘기가 되면 성장호르몬의 분비량은 점차 감소한다. 그러면서 성호르몬인 테스토스테론과 에스트로겐의 분비가 왕성해진다. 성호르몬의 증가는 사춘기의 시작을 알린다. 9~15세 남자 청소년은 테스토스테론 수치가 25배 증가하고, 8~14세 여자 청소년은 에스트로겐 수치가 10~20배 증가하고 테스토스테론 수치는 5배 증가한다. 그렇다 보니 소년의 성욕은 소녀에 비해 3배나 크다. 소녀는 에스트로겐 분비가 증가하고 테스토스테론 분비는 줄어든다. 에스트로겐이 왕성하게 분비되면 소녀는 자신의 감정과 의사소통에 집중하기 시작한다. 초경이 시작되면서 월경에 따른 호르몬의 출

렁임도 경험한다. 에스트로겐 수치가 높아지는 월경 주기의 처음 2주 동안은 사람들에게 관심을 보이며 편안하게 관계를 맺는다. 하지만 프로게스테론 수치가 높아지고 에스트로겐 수치가 낮아지는 2주 동안은 짜증스러운 반응을 보인다. 에스트로겐과 프로게스테론 수치가 높아지고 뇌가 코르티솔에 대해 새로운 반응을 보임으로써 스트레스에 대한 부담이 커지기 시작한다.

한편 10대 소년의 현실감각을 바꿔놓는 것은 테스토스테론과 바소프레신이다. 소년은 영역 보존과 공격적 행동에 알맞게 세팅된다. 비슷한 방식으로 에스트로겐과 옥시토신은 10대 소녀의 현실 인식 방법을 바꿔놓는다. 소녀는 감정적 연결과 관계에 알맞게 세팅된다. 소년은 11~12세 무렵이 되면 수면 시계가 변하기 시작한다. 테스토스테론 수용기가 뇌의 시신경교차상핵suprachiasmatic nucleus, SCN 속에 있는 시계 세포를 재설정해 늦게까지 깨어 있고 아침에도 늦게 일어난다. 14세가 되면 또래 여자아이에 비해 한 시간 정도 늦게 자는 것이 예사다. 이후로 평생 또래 여성보다 늦게 잠들고 늦게 일어난다. 민감성이 높아지고 성적 욕구도 커지고 영역 보존을 위한 공격성도 높아진다. 사랑에 목을 매며 부모의 간섭을 싫어한다. 테스토스테론은 바소프레신이라는 유사한 호르몬의 분비를 자극한다. 테스토스테론이라는 알코올을 한 컵 정도 마시던 9세 남자아이가 15세가 되면 하루에 7리터를 마시는 셈이다. 점점 말이 없어지고 컴퓨터 게임 점수를 올리는 데에만 열을 올리는 사춘기 남자

아이들은 테스토스테론에 취해 이상행동을 하게 된 것이다.

소녀의 수면 세포 역시 에스트로겐에 의해 재설정된다. 에스트로겐 수용기는 일종의 생체 시계라고 할 수 있는 뇌의 시신경교차상핵에 의해 활성화된다. 시신경교차상핵은 체온, 수면, 기분 등과 같은 생체리듬을 매일 24시간 조정한다. 8~13세 소녀는 점점 더 늦게 자고 늦게 일어나며 전반적으로 잠을 많이 자게 된다. 소년의 경우 2~3년 뒤처진 상태에서 이러한 수면 주기를 따라가다가 14세에 이르면 소녀보다 오히려 한 시간 더 늦어진 수면 주기를 보인다. 이때부터 여성은 평생 남성보다 약간 일찍 잠자리에 들고 약간 일찍 일어난다.

사춘기의 에스트로겐은 여자아이의 체중에도 영향을 미친다. 지방을 저장하는 특성 때문에 에스트로겐 분비량이 많은 여자아이들은 체중이 더 많이 나간다. 체중이 더 나가는 여자아이들은 마른 아이들보다 월경 시기가 빠른 편이다. 우리나라의 성조숙증 진료 인원이 연간 6만 6,000명에 이른다. 비만으로 체지방률이 높아지면 체지방에서 분비되는 렙틴 호르몬이 증가해 성선자극호르몬 분비를 촉진한다. 이는 성호르몬 분비를 증가시킬 뿐만 아니라 복부에 콜레스테롤이 쌓여 여성호르몬인 에스트로겐으로 전환될 수도 있어 위험하다.

한편 소년이든 소녀든 청소년기가 되면 공격성이 높아지고 '기이하고도 기묘한 행동'들을 하게 된다. 호르몬의 엄청난 변화를 처음으로 겪으면서 기분이 이전과는 너무 다르기 때문에 청소년 스스로도 왜 이런 행동을 하는지 알기 어렵다. 흔히 이 시기의 공격성과 관련된 호르몬은 안드로겐이다. 안드로겐은 여러 가지 남성호르몬의 총칭인데 사춘기 초기에 상승한다. 여드름은 안드로겐 수치가 높다는 것을 보여주는 좋은 증거다. 여성의 경우 19세까지, 남성의 경우 21세까지 안드로겐의 높은 농도가 유지된다.

청소년기에 급증하는 호르몬 중에는 갑상샘호르몬도 있다. 갑상샘호르몬은 적정량 분비되면 인체의 에너지 대사를 촉진한다. 하지만 적정량을 넘어서면 매우 충동적인 행동을 하도록 만들기도 한다. 무심코 욕을 하거나 누군가를 해치는 행동으로 나타나기도 한다. 10대에 폭발하는 호르몬은 세로토닌의 저하를 불러온다. 세로토닌이 적어진 10대들은 아픈 것에 예민해지고 자제력을 잃는다. 이상행동은 바로 폭력으로 나타난다.

여성에게서 분비되는 주요한 안드로겐은 테스토스테론, DHEA(디하이드로에피안드로스테론), 안드로스테네디온이다. 안드로겐에 의한 공격적 충동은 월경 주기에 따라 유동적으로 나타난다. 배란기에 접어들면 안드로겐 분비가 늘어나면서 공격적 충동이 강해진다. 안드로겐 수치가 줄어들면 공격적 충동이 줄어들고 성욕도 낮아진다. 피임약을 먹으면 공격성과 성욕이 줄어드는데 피임약이 난소를 억제해 안드로겐 수치를 떨어뜨리기 때문이다. 10대 소녀의 공격성을 부추기는 또 하나의 호르몬은 에스트로겐이다. 당당하고 자존심이 강한 소녀들은 테스토스테론과 안드로스테네디온 그리고 에스트로겐 수치도 최고를 보인다.

한진 씨의 일생 # 6
요즘 아내가 무섭다

한진 씨는 주말 오후 텔레비전을 보면서 빨래를 개고 있다. 대학생 아이들은 아침 일찍부터 엠티(MT)다 데이트다 집을 나서고 집에 남은 것은 한진 씨와 아내뿐이다. 한진 씨의 아내는 한참 후에야 꽃단장을 하고 방에서 나온다.

"여보, 나 동창 모임 갔다 올게."

"뭐? 일요일에 무슨 동창 모임이야? 집에 있는 아줌마들이…… 주중에 만나지 않고."

"요즘 집에서 노는 엄마가 어디 있다고 그래? 다들 바빠. 그리고 내 나이쯤 되면 이제 남편 눈치 안 보고 어디든 다닐 수 있는 때라고."

"뭐? 당신이 그런 나이라고?"

"당신 그런 이야기 못 들어봤어? '쫓겨나는 남편' 이야기?"

"못 들어봤는데."

"자, 들어봐. 20대 남편은 취직 못하고 집에서 빈둥거리다 쫓겨나. 30대 남편은 셋째 낳자고 조르다가 쫓겨나. 40대는 라면 하나

끓여달래서 쫓겨나. 50대는 와이프 나가는데 어디 가냐고 물어봐서 쫓겨난다고."

"내가 딱 그짝이구먼. 알아서 모시겠습니다."

"거기다 60대도 있어. 뭔 줄 알아? 그냥 집에 있어서 쫓겨난대. 눈치 없이 집에 있다가 바로 쫓겨나는 신세라는 거야."

한진 씨는 기가 차서 입이 다물어지지 않는다. 그사이 아내는 유유히 현관문을 나서고 있다. 멋지게 정장을 차려입고 나서는 아내의 뒷모습을 바라보며 한진 씨는 '저 여자가 뒤태도 곱다고 생각했던 그 여자인가?'라는 생각을 해본다. 아내의 덩치는 이미 한진 씨보다 훨씬 커져 있다. 갱년기인가 싶게 우울한 몇 달을 보내더니 언제 그랬냐 싶게 거칠 게 없는 아줌마 대장부가 돼버렸다. 밖으로 다니며 쉽게 사람들을 사귀고 모임에 어울려 다니기를 좋아하기 시작했다. 남편은 안중에도 없는 눈치다.

아내가 나가고 거실에서 남은 빨래를 바라보던 한진 씨는 갑자기 얼굴이 달아오르는 것을 느꼈다. 처량하고 우울한 기분도 든다. '나야말로 남성 갱년기 아니야?' 한진 씨는 몸을 움츠리며 거울 앞에 서본다.

성 정체성이 바뀌는 갱년기

잘 알다시피 여성은 사춘기를 시작으로 한 달에 한 번씩 찾아오는 월경을 겪어야 한다. 뇌하수체가 생식선 자극 호르몬을 분비하기 시작해 이 호르몬이 난소에 작용하면 여성호르몬인 에스트로겐(난포호르몬)과 프로게스테론(황체호르몬)이 분비되기 시작한다. 두 호르몬은 여성호르몬의 양대 산맥이다.

에스트로겐은 여성의 외모를 만들고 유지하는 데 지대한 영향을 미친다. 유방과 자궁, 질을 발달시키고 골반이 넓어지게 한다. 피부의 탄력을 유지하고 뼈를 튼튼하게 하고 머리카락을 윤기 있게 한다. 그리고 보이지 않는 곳에서 여성의 건강을 챙긴다. 건망증을 예방하고, 동맥경화를 예방하는 좋은 콜레스테롤인 고밀도지단백콜레스테롤 HDL을 늘리고, 나쁜 콜레스테롤로 알려진 저밀도지단백콜레스테롤 LDL은 줄인다. 신진대사를 촉진하고 비만을 예방하기도 한다. 그리고 남성은 절대 할 수 없는 임신을 가능하게 한다.

프로게스테론은 임신에 관여하는 호르몬으로 자궁내막이나 자궁근층의 활동을 조절하고 유선을 발달시키며 혈당을 유지시켜준다. 체내 수분량을 조절하고 이뇨 작용을 자극하며 식욕을 돋우고 졸음을 유발하기도 한다. 초조하거나 우울한 감정이 일어나는 것도 프로게스테론의 영향이다. 임신을 하면 프로게스테론의 분비량이 증가하는데 프로게스테론의 영향으로 자궁내막이 두터워지고 자궁 수축이 방지된다. 프로게스테론은 난소에서 새로운 난포가 자라는 것을 막으면서 임신이 유지되도록 한다. 반면 수정이 이루어지지 않고 프로게스테론의 혈중 수치가 낮아지면 수정을 준비하던 황체는 퇴화하고 자궁 내막의 세포도 고사해 탈락하면서 월경이 시작된다.

에스트로겐과 프로게스테론은 보통 4주 28일을 기준으로 분비량이 늘었다 줄었다를 반복한다. 28일은 여성의 월경 주기를 의미한다. 월경은 임신을 준비하는 과정으로, 임신 기간을 빼고 폐경이 되는 순간까지 이 반복은 계속된다. 다행인지 불행인지 여성의 몸에서 일어나는 호르몬의 지배는 여성의 평균수명 80세 중 길어야 35년 정도에 그친다. 난소는 다른 장기에 비해 노화가 빨리 진행돼 35세 즈음에는 여성호르몬의 감소가 시작된다. 40대 중반부터는 급속도로 감소해 50세 무렵에 폐경을 맞게 된다. 이후에는 적은 양이지만 좌우 신장 위에 붙어 있는 부신에서 여성호르몬이 만들어진다. 부신에서는 콜레스테롤을 원료로 호르몬을 만들기 때문에 마른 사람일수록 여성호르몬 부족에 의한 골다공증 발생 위험이 높아진다.

그런데 참 신기하다. 남성은 죽을 때까지 고환에서 정자를 만드는데 왜 여성은 50세를 전후해 배란을 하지 못하게 되는 것일까? 과학자들 사이에서 가장 유력한 이론은 '할머니 가설'이다. 인류는 오랜 기간 동안 진화를 거듭해왔다. 현대 문명이 발달하기 불과 100년 전 인류는 자연 앞에서 나약한 존재에 지나지 않았다. 따라서 나이가 들어 위험을 안고 자식을 낳기보다는 이미 낳은 자식을 돌봐 생존율을 높이는 데 힘을 쓰는 것이 훨씬 효율적인 종족 보존

방식이었다. 아이를 그만 낳고 있는 자식을 키우는 것이 자신의 유전자를 유지하는 가장 좋은 방식이었던 것이다. 어쨌든 50대에 접어들면 여성은 폐경으로 인한 갱년기를 겪는다.

물론 갱년기가 여성들만의 전유물은 아니다. 남성들 역시 빈도는 여성만큼 높지 않을지라도 갱년기를 겪는다. 갱년기란 인체가 성숙기에서 노년기로 접어들면서 호르몬의 변화로 인해 신체 기능이 저하되는 시기를 뜻한다. 여성의 경우 여성호르몬의 분비가 중단되면서 월경이 정지되고, 남성도 남성호르몬인 테스토스테론이 감소하고 성 기능도 감퇴한다.

호르몬 변화만 고려해도 갱년기는 남녀 모두에게 힘든 시기다. 여성의 경우 평균적으로 51세 정도가 되면 폐경기에 접어든다. 마지막 월경이 있고 12개월 동안 그리고 배란 이후 12개월 동안 호르몬 변화가 급격하게 일어난다. 이 시기야말로 참으로 견디기 어려운 갱년기다. 갱년기는 임신과 출산이라는 여성으로서의 임무를 다한 시기다. 폐경과 함께 여성호르몬인 에스트로겐의 분비가 급격히 감소하면 세로토닌, 도파민, 노르아드레날린, 아세틸콜린 수치도 영향을 받는다.

여성호르몬이 사라지면 육체적으로도 감정적으로도 몹시 변덕스럽게 된다. 온몸이 화끈 달아올라 민망한 경험을 하기도 한다. 손수건과 부채는 이 시기 여성들의 필수품이다. 온몸의 열기는 오르락내리락을 반복한다. 얼굴이 확 달아올랐다가 곧이어 식은땀이

나면서 오싹한 기운을 느낀다. 순식간에 땀이 나기도 한다. 이런 상태가 하루에도 수십 번 반복된다. 감정적으로는 피곤과 걱정, 짜증이 늘어난다. 감수성과 정서적 안정은 사라진다. "요즘 우리 엄마 신경질이 엄청 늘었어."라는 말을 아이들에게서 쉽게 듣게 된다. 에스트로겐과 함께 옥시토신 분비도 떨어진다. 배려하고 보살피고 갈등을 피하고자 했던 여성 특유의 넓은 마음가짐도 사라진다. 보살핌을 바라는 가족들의 모습에 더 쉽게 피곤과 짜증이 올라온다. 도파민 분비가 줄어 정서적 고립감을 느끼기도 한다. 기억력도 감퇴해 전화기를 냉장고에 넣어두고 찾거나 빨래를 삶다가 태워먹는 일이 비일비재하다.

이런 갱년기를 거치면서 중년 여성은 말과 행동도 거칠어진다. 여성호르몬이 줄어들어 상대적으로 남성호르몬 분비가 많아지면서 바깥 활동을 좋아하는 활동적인 모습으로 바뀌기도 한다. 식욕도 왕성해지고 예전의 소녀 같던 면은 사라진다. 한편 명랑하고 쾌활하던 여성이 갑자기 말이 없어지고 화를 내는 모습을 보이기도 한다. 여성의 14퍼센트만이 갱년기를 가볍게 그리고 무사히 넘긴다고 한다. 30퍼센트의 여성들은 상당 기간 동안 힘겨운 경험을 한다. 갱년기가 병이라면 유병률이 30퍼센트다. 상당히 무서운 병인 셈이다.

남성의 경우 폐경과 같은 생리적 변화는 없다. 하지만 40대 중반 이후 서서히 호르몬이 줄어들면서 갱년기 증상을 보이는 경우가 약 10퍼센트 정도라고 알려져 있다. 남성호르몬인 테스토스테론은 30대를 기준으로 할 경우 70대는 1/2, 80대는 1/3 수준으로 감소한다. 테스토스테론에 대한 민감도 역시 감소하면서 여성과 같은 갱년기 증상을 겪기도 한다. 호르몬이 줄어들면서 신체적 변화와 함께 정서적 변화도 경험한다. 짜증, 우울, 초조함이 늘어나기도 한다. 의욕이 감소하고 자존감도 떨어진다. 연구자들은 테스토스테론 수치가 높은 남자들은 그렇지 않은 남자들보다 지배적인 성향이 크기 때문에 도전을 받았을 때 과도한 반응을 보인다고 한다. 반면 테스토스테론 수치가 떨어진 남편들은 소리를 벅벅 지르며 과격했던 모습을 감추고 유순해진다. 괴팍했던 인상까지 순하게 변한다.

남녀 모두 갱년기로 힘든 시간을 겪는다면 호르몬 치료를 시작하는 것이 좋다. 호르몬 치료는 폐경 후 10년이 지나지 않은 여성들에게 추천된다. 여성호르몬 치료 후 유방암에 대한 공포가 심해 치료를 시작하지 못하는 경우가 많다고도 한다. 하지만 연구 결과를 잘 확인해보면 여성호르몬에 의한 유방암 발생률은 그리 높지 않다. 오히려 여성호르몬 치료가 대장암 발생을 유방암 발생 위험성의 3배만큼 줄여주기 때문에 자신에게 어떤 게 더 심각한 문제인지 따져볼 필요가 있다. 남성들 또한 갱년기 증상이 있는 경우 남성호르몬 보충을 받을 수 있다. 3개월에 한 번씩 주사약을 투여받을 수 있다. 남성호르몬 치료법은 남성들에게 활력과 자신감을 주며 근력의 증가도 가져온다.

또한 갱년기에는 배우자와 공감대를 형성하며 적응 기간을 갖는 것도 중요하다. 인생이라는 드라마에서 배우자만큼 좋은 친구는 없다. 감정 상태를 공유하고 취미 생활을 함께하며 건강한 신체를 유지하도록 노력해 나가야 한다. 육체적, 심리적으로 불안정한 시기인 만큼 서로의 변화를 이해하고 배려하면 현명하게 헤쳐 나갈 수 있을 것이다.

한진 씨의 일생 # 7
아내의 새로운 이름은 친구

모처럼 한가한 일요일이다. 한진 씨는 주말에는 돌보던 손자 손녀를 자녀들에게 맡기고 아내와 함께 등산을 간다. 손자 손녀들이 오지 않은 주말의 집은 약간 적적하기도 했었다. 하지만 등산을 나서기로 한 가장 중요한 이유는 아내가 건강 관리를 위해서 함께 취미 생활을 하자고 했기 때문이다.

"여보, 준비 다 됐어요? 저는 준비 다 됐어요."

손자 손녀들 앞에서 서로를 위해 존칭을 써주자고 한 것도 아내였다. 늙을수록 서로 예의를 갖추고 아이들 앞에서 모범을 보여야 한다는 아내의 의견에 특별히 토를 달 것은 없었다. 처음 만나 연애할 때처럼 서로 존중하는 삶도 나쁘지 않았다.

"오늘은 제가 점심 도시락을 멜게요. 당신이 애들을 너무 많이 안아줘서 그런가, 허리가 안 좋은 것 같아요. 맞지요?"

"아니에요. 애들 다 업어 키운 게 누군데 그래요. 나이가 있어도 남자는 남자예요. 도시락 정도는 멜 수 있어요."

한진 씨와 아내는 집을 나설 때까지 대여섯 살 꼬마들이 아옹다옹하듯이 이야기를 나눈다.

"이렇게 편하고 좋은 걸 젊었을 때는 왜 그리 예민했는지 모르겠어요."

"그러게 말이에요. 사소한 걸로 며칠씩 삐져서 말도 안 하고 그랬지요."

한진 씨와 아내는 손을 잡고 등산로에 들어선다.

"이제는 저승 가는 그날까지 이렇게 손잡고 다녀봐요."

아내의 따뜻한 말에 한진 씨의 입가에 흐뭇한 미소가 번진다.

남녀가 아닌 인간으로 성숙해지는 노년기

첫눈에 '노인'이라고 알아보는 시기는 언제일까? 요즘 같은 세상에 환갑 잔치를 하는 이는 별로 없다. 칠순이 돼도 여전히 '장년'이라고 생각하는 이들이 많다. 우리나라에서 일반적으로 노인이라고 생각되는 시기는 80세 정도다. 남녀의 성性차는 줄고 인간으로서 성숙해지는 시기다.

갱년기를 넘어서 노년기가 되면 남녀 모두 성호르몬이 감소된다. 따라서 성차로 인한 갈등과 차이도 점차 사라진다. 성호르몬과 함께 성장호르몬이나 DHEA도 상당량 감소하면서 육체적으로 예전과 같은 체력을 유지할 수는 없다. 하지만 유아기 때처럼 성별에 관계없이 친구를 사귈 수 있고 정신적으로 성숙된 시기라고 할 수 있다. 노년기의 성숙함은 관계를 유지하고 회복하는 데 큰 도움이 된다. 깊은 연륜은 노년을 더욱 건강하고 현명하게 만들어준다.

노년기 남성은 테스토스테론 수치가 점차 낮아진다. 남자와 여자가 가장 비슷해지는 시기다. 85세가 되면 테스토스테론 수치가 20세 때의 절반 이하로 떨어진다. 테스토스테론의 감소로 공격성이 약해진다. 하지만 여전히 아이를 낳을 수는 있다. 이때가 되면 테스토스테론에 대한 에스트로겐의 비율이 증가하고 옥시토신 비율도 높아진다. 노년기 남성은 옥시토신으로 인해 애정과 감정에 더욱 민감해진다. 건강 유지와 삶의 질, 손자 손녀 등의 가족 관계와 유산 등에 대해 관심을 갖게 된다.

여성의 경우 적지만 일정량의 에스트로겐, 프로게스테론, 테스토스테론이 분비된다. 호르몬의 롤러코스터가 멈추면서 평온한 상태가 유지된다. 스트레스에도 덜 민감해진다. 다만 가임기 여성에 비해 옥시토신 분비량이 줄어들면서 가정을 돌보거나 관계를 부드럽게 유지하는 데 많은 에너지를 쓰지 않으려고 한다. 젊었을 때보다 조심성이 줄어들지만 보다 편안한 성격이 된다.

2장

호르몬은 내 몸에 흐르는 SNS

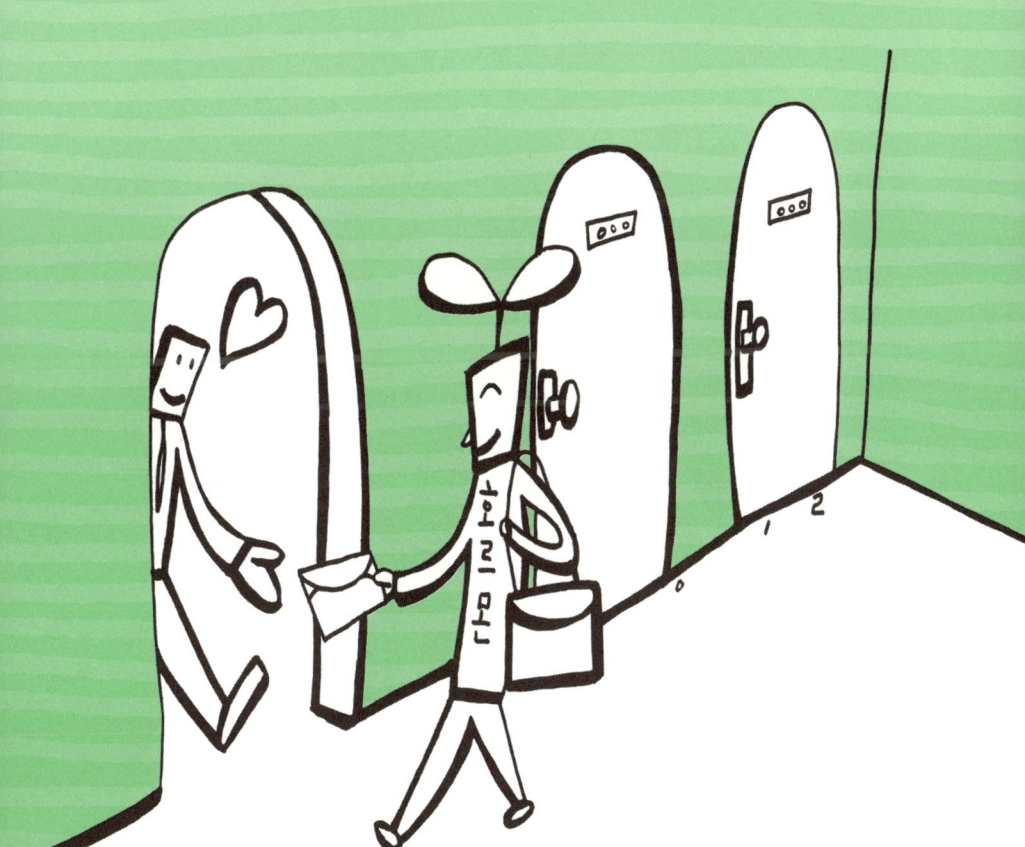

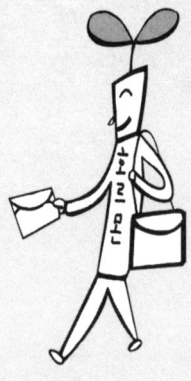

호르몬은
최고의 메신저

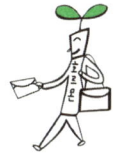

우리 몸은 100조 개가 넘는 세포로 이루어져 있다. 이렇게 많은 세포가 모여 조직과 기관을 이루면서 비로소 인간이라는 생명체가 만들어진다. 신기한 건 이토록 많은 세포들이, 그리고 서로 떨어져 있는 기관들이 '어떤 방법에 의해' 원활하게 소통하면서 몸을 잘 유지한다는 점이다. '어떤 방법'은 도대체 무엇일까?

인체의 한 부분에서 만들어진 호르몬은 우리 몸속에서 화학적 전달자 또는 메신저와 같은 역할을 한다. 신체의 다른 부분에 신호를 전달함으로써 세포 간 또는 장기 간에 원활하게 의사소통하게 하는 것이다. 인체의 아주 강력하고 세련된 의사소통 도구다.

사회적 동물인 인간은 관계 속에서 살고 죽는다. 원하든 원치 않든 갈등을 겪을 수밖에 없다. 하지만 의사소통이 잘되면 상처 받지 않고 평화롭게 문제를 해결해 나갈 수 있다. 우리 인체도 마찬가지다. 인체는 내외부의 여러 공격 인자들에 의해 끊임없이 위협받고 있으며 이따금 질병에 걸리고 만다. 호르몬은 내외부의 공격 인자들로부터 인체를 지키고 일정하게 균형을 유지하려는 항상성을 추구한다. 호르몬의 중요한 임무 중 하나가 건강의 척도라고 할 수 있는 인체의 항상성을 조절하는 것이기도 하다.

호르몬과 세포 수용체=와이파이와 공유기

SNS 메시지는 어디든 퍼져 나간다. 하지만 메시지에 관심이 있는 사람에게만 그 영향력이 있다. 관심이 없다면 흘려버리면 그만이다. 관심이 조금이라도 있다면 '좋아요' 또는 '싫어요' 등의 반응을 나타낸다.

호르몬도 마찬가지다. 아무 세포나 호르몬에 반응하지 않는다. 호르몬 신호에 잘 반응하려면 반드시 특정 호르몬에 반응하는 수용체가 있어야 한다. 호르몬이라는 신호가 강력하게 뿜어져 나와 제아무리 몸속을 누비고 다니더라도 목표로 하는 세포에 수용체가 없으면 무용지물이다. 아무리 강력한 와이파이 신호가 와도 그것을 잡아내는 무선 공유기가 없다면 원활한 인터넷 접속을 할 수 없는 것과 같다. 호르몬과 세포가 궁합이 잘 맞도록 되어 있으며 아귀가 딱 들어맞았을 때 비로소 다양한 세포 반응이 일어나는 것이다.

예를 들어 뇌하수체에서 분비되는 난포자극호르몬follicle stimulating hormone, FSH은 여성의 난소와 남성의 정소에만 영향을 준다. 하지만 성장호르몬은 다르다. 성장호르몬은 받아들이는 수용체가 우리 몸 전체에 있기 때문에 세포 전체가 영향을 받는다.

호르몬과 궁합이 잘 맞는 세포들은 신호를 받았을 때 매우 빠르고 민감하게 반응한다. 호르몬과 수용체의 상호작용은 선택성이 매우 크다. 구조가 비슷한 호르몬도 다른 효과를 나타낼 수 있다. 친화성이 큰 것은 매우 낮은 농도의 호르몬에도 곧바로 반응한다. 그러므로 호르몬을 조절하는 약물을 사용할 때는 약물과 생체 호르몬의 특이성과 친화성을 아는 것이 필수적이다. 신경세포(뉴런)의 시냅스에서 분비돼 다음 신경세포로 신호를 전달하는 신경전달물질 역시 수용체를 통해 작용한다. 과잉 분비되는 신경전달물질을 차단하기 위해서 해당 수용체를 차단하는 경우도 있다. 이때 효과는 드라마틱하게 나타난다.

호르몬 조절과 전달의 3가지 방법

우리 몸은 늘 일정한 상태의 '항상성'이라는 것을 유지하기 위해 노력한다. 내부와 외부의 환경 변화에 대해 체온, 혈당량, 삼투압 등의 체내 환경을 일정하게 유지하기 위해 자율신경과 호르몬이 활동한다. 이러한 조절은 다시 피드백을 받는다. 결과가 원인에 다시 영향을 미치는 것이다.

호르몬의 작용에는 결과가 원인을 강화시키는 양성 피드백과 결과가 원인을 제어하는 음성 피드백, 그리고 상호 간에 영향을 미치는 길항작용 3가지가 있다.

양성 피드백의 대표적인 예는 옥시토신에서 찾을 수 있다. 출산 시 태아의 머리가 산모의 자궁에 압력을 가하면 산모의 뇌에서는 옥시토신을 분비하라는 명령을 내린다. 옥시토신으로 자궁수축이 촉진되면 태아가 밖으로 나온다.

음성 피드백의 대표적인 예는 코르티솔이다. 코르티솔은 스트레스 상황에서 분비되는 호르몬으로 감염, 공포, 통증, 출혈, 저혈당 등에 관여한다. 스트레스 상황이 되면 우리 뇌의 시상하부에서는 코르티코트로핀방출호르몬CRH이라는 것을 나노그램ng 단위로 아주 적은 양 분비한다. 그러면 이 명령으로 뇌하수체 전엽에서 부신피질자극호르몬ACTH을 마이크로그램µg 단위로 분비한다. 여기까지는 뇌의 명령이다. 뇌의 명령은 내분비계 부신이라는 콩팥 위에 붙은 작은 기관으로 전달된다. 그곳에서 코르티솔(코르티코스테로이드)이라는 호르몬을 밀리그램mg 단위로 분비한다. 분비된 코르티솔은 근육, 간, 지방조직으로 이동해 혈당 등을 조절한다. 하지만 최종 분비된 코르티솔 호르몬의 농도가 지나치게 증가하면 이전 단계에서 작용했던 호르몬들의 분비가 억제된다. 지나치지 않도록 일정하게 조절하는 것이다.

　길항작용은 한 기관에 대해 한쪽이 기능을 촉진하면 다른 쪽은 억제해 기능을 일정하게 유지하는 원리다. 혈액 속에 당이 너무 많으면 인슐린이 분비되고 당이 부족하면 글루카곤이 분비된다. 교감신경이 흥분하면 소화액 분비가 억제되고 부교감신경이 흥분하면 소화액 분비가 촉진된다.

　한편 호르몬이 세포나 조직에 영향을 줄 때도 분비된 호르몬이 영향을 미치는 거리에 따라 좁은 영역에서 넓은 영역까지 크게 3가지 방법으로 영향을 준다. 첫째는 자기분비호르몬autocrine으로 하나의 세포 속에서 만들어져 그 자신 또는 바로 옆 세포에만 영향을 준다. 면역세포들이 만들어내는 일종의 사이토카인이라고 불리는 세포 활성 물질들이 여기에 속한다. 둘째는 주변분비호르몬paracrine으로 신체의 한 부분에서 만들어져 근처 작은 범위 내에서 작동한다. 혈류나 조직액을 타고 이동하기도 한다. 예를 들어 프로스타글라딘이라는 호르몬은 아기를 낳을 때 분만유도제로 투여된다. 자궁 수축을 촉진하는 물질인데 민무늬근으로 이루어진 소장, 폐, 기관지 등의 수축도 자극한다. 이처럼 특정한 조직으로 구성된 곳에 국소적으로 영향을 주는 것이 주변분비호르몬이다. 마지막으로 내분비계 호르몬이 있다. 내분비계 호르몬은 분비된 조직에서 혈류를 타고 온몸 구석구석까지 갈 수 있다. 그러므로 옆 세포나 국소적 조직을 넘어서 몸 전체에 영향을 주기도 한다. 우리가 통상 호르몬이라고 부르는 대부분이 여기에 속한다. 일례로 췌장의 베타 세포에서 분비되는 인슐린은 혈류를 타고 우리 몸 곳곳을 이동해 혈당이 항상 일정하게 유지되도록 한다. 내분비계에서 분비된 호르몬은 온몸에 영향을 미친다. 호르몬의 컨트롤 타워는 단연 시상하부와 뇌하수체라고 할 수 있다. 주요 호르몬들을 알아보자.

메시지 전달 방법이 다른 수용성과 지용성

우리 몸에 흐르는 약 100여 종의 호르몬들은 크게 2가지로 분류된다. 물에 잘 녹는 성질의 호르몬과 기름에 잘 녹는 성질의 호르몬, 전문용어로 수용성과 지용성이다.

　수용성 호르몬의 경우 예를 들어 아드레날린(에피네프린)은 세포막을 통과하지 못하고 세포 밖 수용체와 결합해 작용한다. 세포를 둘러싼 세포막은 대부분 기름 성분 분자들로 이루어져 있기 때문에 수용성 호르몬은 세포 안으로 들어가지 못한다. 하지만 이들은 세포 안에 일종의 하수인들을 거느리고 있다. 신호를 전달하는 2차전달자secondary messenger라 불리는 이들 덕분에 매우 빠른 생리적 반응을 유발한다. 아드레날린 역시 2차전달자 덕분에 분비 후 바로 그 효과가 나타난다. 일례로 달려오는 차에 치일 뻔한 아찔한 순간 우리는 정신이 번쩍 들고 콧등에 땀이 맺히는 것을 느낀다. 이는 아드레날린이 분비되었기 때문인데, 분비 후 몇 초가 지나면 근육조직에서 글리코겐을 분비하라는 명령이 내려지고 반응들이 나타난다.

우리 몸의 호르몬 중에는 수용성인 것이 많다. 많이 알려진 인슐린, 글루카곤도 수용성이다. 타이로신이라는 아미노산으로 만들어지며 카테콜아민이라고도 불리는 아드레날린, 노르아드레날린(다른 말로 노르에피네프린)도 수용성이다.

다음으로 지용성 호르몬에 대해 알아보자. 지용성 호르몬은 세포막을 쉽게 통과해 세포 깊은 곳까지 들어간다. 거기서 직접 새로운 단백질을 만들어내는 데 관여한다. 갑상샘호르몬이나 성호르몬은 대표적인 지용성 호르몬이다. 이들 호르몬은 수 시간 또는 며칠 후에야 표적 조직에서 최대의 반응을 일으킨다. 지용성 호르몬은 지질(지방) 성분으로 이루어져 있는데 지질 중에서도 콜레스테롤이 주성분이다. 알도스테론(무기질 코르티코이드), 코르티솔(당질 코르티코이드), 성호르몬(테스토스테론, 에스트라디올), 비타민D 등이 지용성 호르몬이다. 갑상샘호르몬도 타이로신이라는 아미노산으로부터 만들어지지만 지용성 호르몬처럼 세포 안까지 쑥 들어가서 직접 신호를 전달한다.

신경세포에서 분비되어 호르몬 역할을 하는 신경전달물질들은 아미노산(가바, 글루타메이트, 글라이신 등), 모노아민(세로토닌, 히스타민, 도파민, 노르아드레날린, 아드레날린), 펩타이드(엔도르핀)로 구성되어 있다. 즉 대부분 수용성이고 확산을 통해 빠르게 중추신경계에 작용한다.

신경의 메신저, 신경전달물질

의학 용어 중에서 호르몬과 함께 다니는 단어가 하나 있다. '신경전달물질'이라는 말이다. 가끔 이 둘을 헷갈려하는 환자들이 있는데 간략히 설명하고 넘어가도록 하자. 호르몬은 우리가 일상에서 가장 흔하게 접하는 의학 용어 중 하나다. 환자들에게 "호르몬 때문에 지금 몸이 이러이러한 상태입니다."라고 설명하면 대부분 이해한 듯 수긍한다. 하지만 '신경전달물질'이라는 용어는 어떤가? 환자들 중에는 눈을 동그랗게 뜨고 "무슨 이야기세요?"라고 묻는 이들도 많을 것이다. 만일 환자들의 이해를 돕기 위해 '신경전달물질은 일종의 뇌 속의 호르몬'이라고 설명한다면 어떨까? 환자들은 대충 이해하고 넘어갈 것이다. 하지만 어떤 환자는 둘 사이의 차이를 조목조목 따지고 들 것이다. 사실 호르몬과 신경전달물질은 차이가 있지만 서로 유사한 점도 있다. 그 부분을 짚고 넘어가자.

먼저 신경전달물질에 대한 설명이다. 신경계에서는 하나의 신경세포에서 다음 신경세포로 신호를 전달하기 위해 시냅스라는 곳으로 일종의 화학물질들을 분비한다. 분비 속도는 1,000분의 1초 정도로 매우 빠르고 지속 시간은 짧다. 주요 구성 성분은 아미노산과 여러 아미노산들이 모인 펩타이드다. 신경전달물질은 대개 인지, 주의, 감정, 중독 등에 관여한다.

다음은 호르몬이다. 내분비계에서 주로 분비된다. 신호의 전달은 신경전달물질보다 느린 편이지만 지속 시간은 그보다 길다. 주요 구성 성분은 아미노산과 펩타이드로 신경전달물질과 유사하다. 다만 수용성 호르몬과 지용성 호르몬으로 나뉜다. 지용성 호르몬은 리피드로 이루어져 있다. 호르몬이 작용하는 표적 기관은 주로 내장 기관들이다.

신경전달물질과 호르몬의 구분이 어렵다면 예를 들어보자. 신경계에서 분비되는 도파민과 세로토닌은 신경전달물질이고, 내분비계인 췌장에서 분비되는 인슐린은 호르몬이다. 교감신경과 부교감신경을 관장하는 아드레날린은 신경전달물질이지만 간과 근육에서는 호르몬으로 작용한다.

신경전달물질은 주로 뇌에서 분비되어 중추신경계의 활성과 억제에 관여한다. 6가지 대표적인 신경전달물질에 대해 알아보자.

아세틸콜린

근육을 움직이게 하고 학습과 기억에 관여한다. 지나치게 부족할 경우 알츠하이머 질환을 유발할 수 있다.

도파민

움직임, 학습, 주의력, 감정에 관여한다. 도파민의 지나친 활성과 조현병 간의 연관이 잘 알려져 있고, 반대로 너무 적을 경우 움직임이 더뎌지는 파킨슨병 발병과 관련이 있다는 연구가 있다.

세로토닌

식사, 수면, 각성, 성행위, 기분 조절 등 기본적인 생리적 욕구에 관여한다. 부족하면 우울증과 불안장애 등이 올 수 있다. 세로토닌 선택적 억제제라는 신경계에 특이적으로 작용하는 약물을 이용하여 우울증 치료제로 사용한다.

노르아드레날린

각성과 스트레스 반응에 관여한다. 분비가 지나치게 감소할 경우 우울증과 연관이 있다.

가바

대표적인 억제성 신경전달물질로 뇌의 신경원에서 가장 많이 분비되는 신경전달물질이다. 경련, 근육 떨림, 불면증 등의 치료가 가바 수용체를 통해서 이루어진다.

글루타메이트

가바와 반대로 흥분성 신경전달물질이다. 기억력에 관련된 기능을 하고 지나치게 분비되면 신경세포의 과흥분을 유도해 발작을 일으키기도 한다. 흥분성 독작용으로 세포를 사망하게 하기도 한다.

내 몸에 흐르는
주요 호르몬

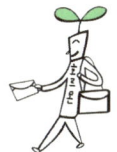

호르몬은 인간을 비롯한 다세포생물에서만 발견된다. 신경전달물질이 빠른 속도(초당 120미터)로 갑작스러운 반응을 조절한 뒤 사라지는 반면, 호르몬은 상대적으로 느린 속도(초당 5밀리미터)로 작용하며 최대 5일까지 몸에 영향을 미친다. 인체를 구성하는 100조 개의 세포를 '원격 컨트롤'하는 호르몬은 현재까지 100개가량 발견됐다.

호르몬을 분비하는 장기를 내분비 장기라고 한다. 시상하부, 뇌하수체, 솔방울샘, 갑상샘, 부갑상샘, 이자, 간, 위, 소장, 부신, 정소, 난소 등이다. 보통은 한 장기에서 여러 호르몬이 나온다. 최근에는 지방과 근육에서도 호르몬이 분비되는 것으로 확인되면서 지방과 근육 역시 내분비 기관으로 분류되고 있다.

내분비 장기 중 호르몬 분비에 가장 많은 역할을 하는 곳은 뇌의 시상하부와 뇌하수체다. 시상하부는 호르몬 분비의 최고 의사 결정 기관이라고 할 수 있으며 최고 단위의 명령이 행해진다. 뇌하수체는 시상하부의 명령을 받아서 다시 호르몬을 분비하는 장기나 이를 자극하는 장기에 중간 명령을 내린다. 다음으로 개별 장기 단위로 명령이 내려간다.

호르몬 관련 명령을 수신하는 축은 여러 가지인데, 크게 3개의 축으로 설명할 때 시상하부와 뇌하수체는 거의 포함된다. 첫 번째는 시상하부, 뇌하수체, 부신피질로 이어지는 축이다. 두 번째는 시상하부, 뇌하수체, 갑상샘으로 이어지는 축이다. 세 번째는 시상하부, 뇌하수체, 생식선인 난소로 이어지는 축이다. 여기서 하나의 축이라도 무너지면 다음에서 설명할 여러 가지 질병이 생기게 된다.

호르몬은 메신저처럼 우리 몸속을 흘러서 목표로 하는 세포에서만 작동한다. 주요 신경·내분비계의 호르몬과 타깃 조직, 그리고 하는 일에 대해 간략히 살펴보자.

시상하부와 뇌하수체

시상하부는 입천장 바로 위에 위치한 뇌의 일부분으로서 뇌와 내분비계를 연결한다. 호르몬 분비의 컨트롤 센터로서, 신경 신호 자극에 의해 여러 가지 호르몬을 혈액으로 분비함으로써 시상하부 바로 밑에 위치한 첫 번째 표적 기관인 뇌하수체에 많은 영향을 준다. 뇌하수체는 앞쪽과 뒤쪽이 있다. 앞쪽을 전엽, 뒤쪽을 후엽이라고 부른다. 뇌하수체 전엽에서 분비하는 성장호르몬, 프로락틴, 부신피질자극호르몬, 갑상샘자극호르몬, 난포자극호르몬, 황체형성호르몬은 모두 다 시상하부에서 방출된 호르몬의 명령에 따라 분비된다. 장소만 바꾸어서 뿜어져 나오는 거나 다름없다. 그만큼 호르몬 분비에서 중요한 장소가 시상하부다. 뇌하수체 전엽에서 분비되는 성장호르몬은 혈액을 타고 몸 곳곳을 여행한다. 성장에 매우 중요하다. 성장기 때는 뼈와 연골에서 폭발적으로 성장호르몬이 분비돼 몸을 키운다. 프로락틴은 젖분비호르몬이다. 여성이 모유로 아이를 키울 수 있게 해주는 중요한 호르몬이다. 뇌하수체 후엽에서는 옥시토신과 항이뇨호르몬 두 가지가 분비된다. 항이뇨호르몬은 이뇨를 할 수 없게 해서 몸 안에 액체를 보유하게 한다. 뇌하수체 후엽을 떠난 항이뇨호르몬은 주로 콩팥 조직으로 가서 삼투압 조절을 한다.

갑상샘

갑상샘을 여행하는 호르몬에는 요오드 원자가 4개 붙은 티록신(T_4)과 3개 붙은 트리요오드사이로닌(T_3) 2가지가 있다. 우리 몸의 신진

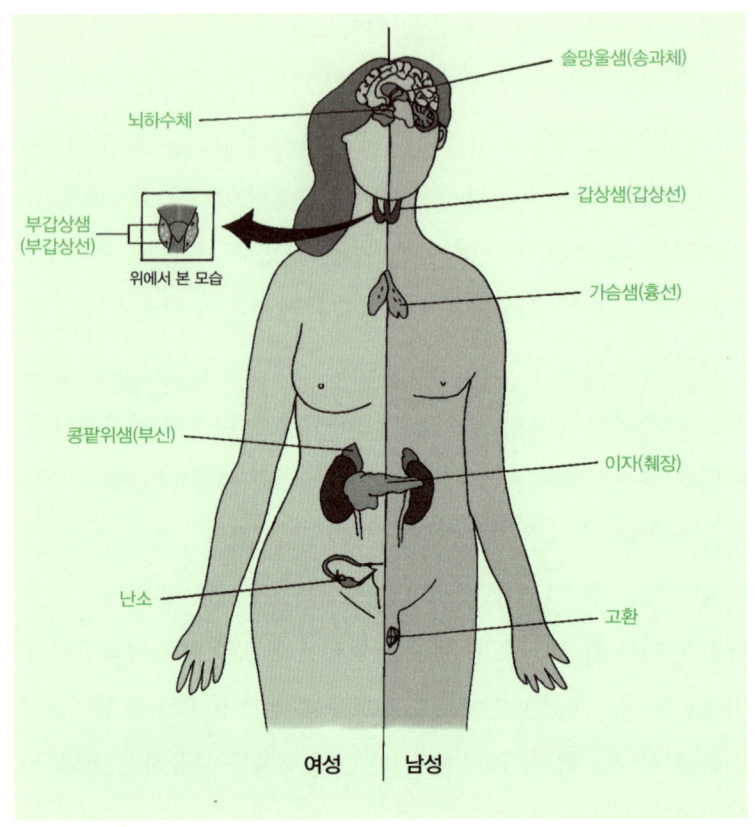

호르몬 분비 기관

대사를 조절한다. 이 호르몬 분비가 지나치면 갑상샘항진증이, 부족하면 갑상샘저하증이 생긴다. 갑상샘에서 분비되는 칼시토닌이라는 호르몬은 우리 몸의 칼슘 수치를 조절한다. 칼슘은 특히 신경과 근육을 움직이게 한다. 만약 혈중 칼슘 수치가 잘못되어 항상성을 잃게 되면 죽음에 이를 수도 있다. 칼슘은 음성 피드백 조절을 받는데, 콩팥을 통해 분비되기도 하지만 뼈로 돌아가기도 한다.

부갑상샘

파라타이로이드호르몬PTH을 분비하고 칼슘 수치 조절을 돕는다. 예를 들어 혈액 내의 칼슘 수치가 너무 낮으면 부갑상샘호르몬이 분비되어 칼슘 수치를 높이는 역할을 한다. 즉 갑상샘과 부갑상샘이 혈중 칼슘 수치를 잘 유지하기 위해 서로 길항작용을 한다.

이자

인슐린과 글루카곤이 분비된다. 몸에서 혈당을 낮춰야 할 때 인슐린이 분비되고 반대로 혈당을 높여야 할 때 글루카곤이 분비된다. 즉 인슐린은 세포들에게 혈중 당을 흡수하게 해주고, 글루카곤은 간에 저당된 글리코겐을 부숴서 혈중으로 당을 분비하게 한다.

부신

부신의 바깥 부분을 부신피질, 안쪽을 부신수질이라고 한다. 부신피질은 스테로이드 호르몬의 대표인 코르티솔, 안드로겐, 알도스테론을 분비한다. 부신수질에서는 카테콜아민 호르몬계인 아드레날린과 노르아드레날린을 분비한다.

난소

에스트로겐을 분비하고 여성성을 담당한다.

고환

테스토스테론을 분비하고 남성성을 담당한다.

솔방울샘

멜라토닌을 분비한다. 멜라토닌은 세로토닌이라는 신경전달물질로부터 합성되며 24시간 생체리듬을 조절하고 특히 계절성 우울증 치료와 시차 극복에 이용된다.

호르몬 이상을 알아보는 검사들

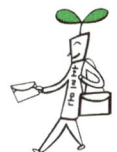

혈액검사와 타액검사

호르몬은 인체의 전반적인 기능에 매우 중요하므로 정확한 상태를 알기 위해 병력과 증상 및 검사가 필요하다. 호르몬 검사의 정상 범위는 다음과 같다.

혈액검사는 일회성으로 행해지는 정적인 검사이기 때문에 호르몬 검사에 있어 아주 정확한 검사는 아니다. 프로락틴, 성장호르몬, 인슐린 유사 성장 인자, 갑상샘자극호르몬, 갑상샘호르몬, 칼시토닌, 부갑상샘호르몬, 부신피질자극호르몬, 코르티솔, 레닌, 알도스테론, 난포자극호르몬, 황체자극호르몬, 여성호르몬, 남성호르몬 등을 검사할 수 있다.

혈액검사보다는 타액검사가 정확한데, 혈액검사에서 측정하는 호르몬은 단백질과 결합한 호르몬으로 몸에서 더는 사용하지 못하는 불활성 호르몬이기 때문이다. 반면 타액에서 측정하는 호르몬은 프리호르몬으로 몸에서 사용될 수 있는 활성 호르몬이다.

타액검사는 혈관에 주사를 찌르는 수고를 덜 수 있어서 간편하다. 또한 타액에 일정하게 호르몬이 분비되어 나오기 때문에 쉽게 확인할 수 있는 장점이 있다.

개별 호르몬 검사

개별 호르몬 검사로는 인슐린에 의한 저혈당 유발 검사, 복합뇌하수체검사, 수분제한검사, 부신피질호르몬자극검사, 경구당부하검사 등이 있다.

인슐린에 의한 저혈당 유발 검사

성장호르몬, 코르티솔 등의 호르몬이 제대로 나오는지 확인할 수 있다. 인슐린을 혈관으로 주입하면 당분이 세포로 보내져 혈관 속은 저혈당 상태가 된다. 저혈당은 매우 심각한 스트레스 상황이라 우리 몸은 갖가지 스트레스 호르몬을 분비하게 되는데 그 대표적인 것이 성장호르몬과 코르티솔이다. 2시간에 걸쳐 30분마다 피를 뽑아서 호르몬이 적절히 상승하는지, 기준치 이상으로 자극되지는 않는지를 확인한다.

복합뇌하수체검사

뇌하수체에서 여러 가지 호르몬이 적절히 분비되고 있는지 알아보는 통합 검사다. 금식 후 아침에 인슐린, 갑상샘자극호르몬, 황체형성호르몬방출호르몬을 투약해 혈중 호르몬들이 일정하게 분비되는지를 파악한다. 갑상샘자극호르몬, 부신피질호르몬자극호르몬, 성장호르몬, 난포자극호르몬, 황체형성호르몬, 프로락틴 등을 측정하게 된다.

수분제한검사

다뇨증 환자에게 수분 섭취를 제한하고 실시한다. 매 시간 몸무게와 혈중 삼투압과 나트륨 농도, 소변 양과 삼투압을 측정하고 항이뇨호르몬제를 투약해 반응을 살핀다.

급속 부신피질호르몬자극검사

부신피질 기능을 평가하기 위해 사용하는 검사로 스트레스 등 외부의 영향으로 혈액 내 코르티솔이 어떻게 변화하는지를 검사한다. 코르티솔을 자극하는 제제를 혈관에 투입하고 약제 투약 전과 1시간 후의 피를 뽑아 코르티솔 수치와 상승 정도를 파악해 부신피질 기능이 저하됐는지를 확인한다.

경구당부하검사

주로 당뇨병을 진단할 때 사용하는 검사다. 공복 상태에서 포도당 75그램의 고농도 당을 섭취한 후 2시간에 걸쳐 혈당을 측정한다. 혈당이 유지될 정도로 인슐린이 제 기능을 하고 있는지 파악한다. 이 검사는 말단비대증 환자를 진단하는 데에도 사용되는데, 정상인의 경우 고혈당은 성장호르몬의 분비를 억제하지만 말단비대증 환자에게는 억제 기능이 나타나지 않는다.

생명을 위협하는
호르몬 이상 바로 알기

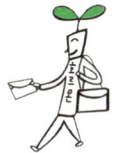

 호르몬의 특징을 몇 가지 꼽자면 첫째는 호르몬의 수명이 굉장히 짧다는 것이다. 인체가 만들어내는 호르몬은 수명이 짧아서 혈관 속에 분비되면 몇 분 후 사라지고 만다. 길다고 해도 몇 시간을 넘기지 못한다. 호르몬의 수명은 분비샘에서 나와 목표 지점까지 가는 데 걸리는 시간이면 족하다. 그렇다면 정보를 다 전달한 호르몬은 어떻게 될까? 정보 전달을 마친 호르몬은 간에서 효소에 의해 분해되어 몸속으로 방출되거나 다른 물질을 만드는 재료로 재활용된다.
 두 번째 특징은 아주 적은 양으로 강력한 힘을 발휘한다는 것이다. 1ppb나 1ppt가 기본 단위인데, ppb는 10억분의 1을 나타내는

단위이고 ppt는 1조분의 1을 나타내는 단위다. 참고로 1ppb는 감자튀김 10톤 속에 들어 있는 소금 알갱이 하나이고 1ppt는 가로, 세로, 높이가 100미터인 수조에 담긴 1그램의 설탕이니 얼마나 적은 양인지 짐작이 갈 것이다. 사람 몸에 꼭 필요한 호르몬인 에스트로겐이나 인슐린, 아드레날린 등의 호르몬은 보통 1ppt 단위로 검출된다. 지극히 적은 양에다가 수명도 짧은 호르몬이 인체에 크나큰 영향을 미친다는 것은 그야말로 생명의 신비다.

"그렇다면 언제 호르몬 이상을 의심해서 병원에 찾아가야 합니까?"

통상적으로는 잘 자라지 않을 때, 큰 변화가 나타날 때 전문의를 찾아가 상담받으라고 답한다. 일례로 아이가 태어났는데 정상 수준으로 성장하지 못할 때 성장호르몬 결핍이나 갑상샘저하증을 의심해볼 수 있다. 아이가 잘 자랄 정도로 호르몬이 분비되지 않는다는 것이다. 갑자기 체중이 늘거나 줄었을 때, 골격의 변화가 나타났을 때도 역시 성장호르몬의 결핍이나 과잉, 갑상샘호르몬의 결핍이나 과잉을 의심할 수 있다. 폐경기에 접어들어 육체적, 정신적으로 급격한 변화가 찾아올 때 병원을 찾을 것을 권한다. 마찬가지로 노화가 급작스럽게 진행돼 색소 침착이나 감각의 저하가 나타날 때도 병원을 찾아야 한다. 호르몬 검사를 하고 적절한 치료를 받으면 많은 증상들이 해소될 수 있다. "나이 들면 다 그런 거지 뭐. 조금 지나면 괜찮아지겠지."라며 버티는 것은 정말 미련한 짓이다.

사람에게는 생활 활력이라는 게 있다. 혈압, 맥박, 호흡 등을 생활 활력 징후라고 하는데 평소와 차이가 나거나 급격한 변화가 나타나면 반드시 몸에 이상이 생긴 경우라고 봐야 한다. 이런 상황들을 '자연스러운 노화의 과정'이라거나 '지나면 괜찮아질 사소한 질환'으로 생각하지 말아야 한다.

호르몬은 우리 몸이 일정한 상태로 유지되기 위해 모든 영역에서 활동한다. 성장과 발육, 생식과 미용, 환경에의 적응, 에너지의 생산과 저장, 정신적 활동과 지성이라는 다섯 영역에서 활동하는 호르몬이 제 기능을 하지 못한다면 반드시 문제가 생긴다.

대표적인 호르몬 질환, 고혈압과 당뇨병

한번은 40대밖에 되지 않은 후배가 고혈압 진단을 받고 병원을 찾아왔다. 3개월 전에 고혈압 진단을 받고 약을 먹고 있는데 혈압이 좀처럼 내려가지 않아 매우 걱정하고 있었다. 대기업 과장으로 일찍 승진해 과도한 업무 스트레스를 받아온 것을 알고 있던 터라 가벼운 마음으로 호르몬 검사를 추천했다. 처음에 후배는 고혈압과 호르몬이 무슨 관계냐며 의아해했지만 부신 기능이 저하된 것을 확인하고는 고혈압 약이 아니라 내분비 약을 먹고 고혈압을 치료했다.

최근에는 호르몬과 관련이 없다고 생각했던 고혈압도 호르몬이 원인이라는 연구 결과가 발표되고 있다. 고혈압은 염분의 과잉 섭취, 비만, 스트레스, 기온 변화 등 다양한 원인으로 발생한다. 그러나 의외로 호르몬이 원인인 고혈압 환자도 많다.

혈압을 높이는 대표적인 호르몬은 신장에서 분비되는 레닌이다. 레닌은 혈액 중의 앤지오텐시노겐에 작용해 앤지오텐신을 만드는데, 이 호르몬은 무기질 코르티코이드인 알도스테론의 분비를 촉진한다. 알도스테론은 혈액 중 전해질 대사를 조절하고 혈압을 유지시켜주는 호르몬으로 많이 분비되면 혈압이 올라간다. 레닌은 보통 신동맥腎動脈이 좁아지기 때문에 생기는 것으로 알려져 있다.

두 번째로 알도스테론을 분비하는 부신에 종양이 생긴 경우 혈압이 올라간다. 알도스테론은 체내에 염분을 축적하고 혈관을 수축시키는데 종양 때문에 알도스테론 조절에 문제가 생기기도 한다. 물을 많이 마시고 화장실을 자주 가며 손과 발에 마비가 나타나는 증상을 보인다.

세 번째로 부신수질에 종양이 생겨도 아드레날린과 노르아드레날린이 과하게 분비돼 고혈압이 나타난다. 아드레날린과 노르아드레날린은 감정을 상승시키고 전투력을 높이는 호르몬들이다. 자연스럽게 몸의 활력 징후가 올라가게 되는데 이때 혈압도 상승한다. 아드레날린과 노르아드레날린의 분비는 일시적으로 올라갔다 정상 수치로 내려오는 것이 일반적이지만 부신수질에 종양이 생기면 정상적인 호르몬 분비를 못해 혈압 상승을 가져온다.

더불어 호르몬 질환 중에 고혈압을 증상으로 보이는 질환도 있다. 갑상샘에 이상이 생기는 쿠싱증후군과 바제도병이 대표적이다. 쿠싱증후군은 부신피질에서 코르티솔이 많이 분비돼 생기는 병으로 얼굴이 보름달처럼 둥글어지고 여드름이 나거나 당뇨병이 함께 나타나기도 한다. 바제도병은 갑상샘호르몬 과잉으로 나타나는 병으로 최고 혈압은 높지만 최저 혈압은 낮은 것이 특징이다. 항갑상샘호르몬 약을 먹으면 혈압은 정상으로 돌아온다.

이상에서 살펴본 것처럼 고혈압을 유도하는 호르몬은 갑상샘호르몬, 성장호르몬, 알도스테론, 코르티솔, 그리고 아드레날린과 노르아드레날린을 포함하는 카테콜아민 등이 있다. 고혈압이 나타났을 때는 당장 혈압약을 먹기보다 이러한 호르몬에 이상이 있는지 검사를 해보아야 한다.

한편 당뇨병도 인슐린이라는 호르몬과 밀접한 관련이 있는 호르몬 질환 중 하나다. 요즘 당뇨병 대란이라는 말이 나올 정도로 당뇨병 환자가 늘고 있다. 비만과 혈압 등 여타 질환과 함께 당뇨병을 앓게 되면 대사증후군으로 진단한다. 예전에는 '성인병'으로 불렸던 병이다. 대사증후군은 암이나 심혈관 질환을 일으키는 제1인자로 꼽히는 만큼 지속적인 관리를 해줘야 한다. 당뇨병과 대사증후군은 모두 '인슐린 저항성'과 관련이 있다.

인슐린 저항성이란 인슐린이 분비되어도 인슐린이 제대로 작용하지 못하게 되는 현상을 말한다. 인슐린은 혈당을 떨어뜨릴 뿐 아니라 식욕을 조절하고 체지방도 조절한다. 일시적으로 식욕을 조절해서 체지방에 영향을 미치기도 한다. 그런데 인슐린 저항성이 생기면 혈당을 떨어뜨리지 못해 당뇨병이 찾아오게 된다.

진료실을 찾아온 당뇨병 환자 중에는 쿠싱증후군의 증상 중 하나로 당뇨병 증상을 보이는 이들도 있다. 쿠싱증후군의 전형적인 증상은 얼굴이 둥글넓적해지고 가슴과 배가 발달하지만 손과 발은 무척 가늘어지는 것이다. 부신의 기능이 회복되면 쿠싱증후군으로 나타난 당뇨병도 서서히 좋아진다.

부신의 기능 항진이나 뇌하수체 문제로 인한 쿠싱병도 이와 유사하다. 최근에는 스테로이드 호르몬을 많이 사용해 쿠싱증후군이 유발되는 경우도 있으므로 주의해야 한다.

이외에도 말단비대증, 갈색세포종에서 나오는 호르몬이 2차적으로 당뇨병을 발생시키기도 한다. 고혈압을 동반한 당뇨병으로 혈압과 혈당 조절이 안 될 경우 반드시 전문가의 상담을 받아야 한다.

에너지대사를 망치는 갑상샘 질환

호르몬 이상으로 나타나는 질병은 호르몬을 분비하는 기관에 따라 크게 갑상샘 질환, 부갑상샘 질환, 뇌하수체 질환, 부신 질환으로 나뉜다.

가장 발생 빈도가 높은 것은 갑상샘 질환이다. 갑상샘호르몬은 우리 몸이 음식물을 대사해 활동에 필요한 힘을 얻도록 하는 호르몬으로 인체의 에너지 생산 전반에 관여한다. 호르몬이 많거나 적게 분비되면 문제가 발생한다. 질환명으로는 바제도병과 하시모토 갑상샘염, 갑상샘 종양이 있다. 갑상샘 질환은 초기 증상은 가볍지만 방치하면 급격히 악화되는 경우가 있으므로 증상이 나타나면 하루 빨리 치료해야 한다.

갑상샘호르몬이 지나치게 많이 분비되는 갑상샘항진증은 기계를 빨리 돌리는 것에 비유할 수 있다. 기계를 빨리 돌리니까 빨리 노화된다. 신경이 예민해지고 잠도 오지 않고 두근거리고 불안해진다. 땀이 많이 나고 설사도 하고 많이 먹어도 살이 빠지고 나중에는 안구가 튀어나오게 된다. 일반적으로 여성에게 많이 나타나는데, 더위를 많이 타고 식욕은 왕성하나 체중이 감소하는 특징이 있다.

갑상샘항진증은 자가면역질환의 하나다. 내 몸이 내 세포를 남의 것으로 인식해 공격하는 것이다. 바제도병은 갑상샘호르몬이 필요 이상으로 분비되는 병으로 갑상샘항진증의 90퍼센트를 차지한다. 20~30대 젊은 여성이 많이 걸리는데 안구 돌출, 갑상샘 증대, 심계 항진이 3대 증상으로 꼽힌다. 식욕은 늘지만 체중은 줄고, 열이 나는 발한증이 나타나거나 손가락 떨림, 부정맥, 초조, 미열, 설사, 불면, 생리가 멈추는 증상이 나타난다. 유전되기 쉬운 병이므로 가족 중에 바제도병 환자가 있다면 주의해야 한다. 검사는 혈액을 통해 갑상샘호르몬 수치를 확인한다. 진단도 쉬운 편이다. 증상이 비슷해 심장병이나 위장병, 당뇨병으로 오진하는 경우도 있다.

갑상샘호르몬이 적정량보다 적어지는 것은 갑상샘저하증이다. 갑상샘저하증은 에너지 생산이 잘되지 않기 때문에 추위에 민감해지고 피부가 건조해지며 눈꺼풀과 다리가 쉽게 붓는다. 우울하고 무기력하고 피곤해진다. 몸이 붓고 살도 찌고 변비와 고지혈증도 생긴다. 비유하자면 기계를 제대로 활용하지 못하는 경우인데 이 또한 인체라는 기계를 망가뜨린다.

하시모토갑상샘염은 갑상샘호르몬이 부족해서 생기는 대표적 질환이다. 갑상샘과 얼굴이 붓는데 갑상샘호르몬이 제대로 분비되지 않는 가운데 뇌하수체에서 갑상샘자극호르몬을 분비하면 갑상샘이 필요 이상으로 자극돼 갑상샘이 부어오른다. 하시모토갑상샘염은 갑상샘호르몬의 주원료인 요오드가 부족하면 쉽게 나타난다. 역시 1대 10의 비율로 여성에게 많이 나타나며 40~50대에서 많다. 증상은 바제도병과 반대로 손발이 차고 피부가 건조하며 권태감이나 식욕부진, 변비, 탈모가 나타날 수 있다. 혀가 두터워지거나 빈혈이 나타나기도 한다. 보통은 부족한 갑상샘호르몬을 보충하면 1~2개월 내에 회복된다. 자칫 노인성치매나 심장병, 위장병, 호흡기 질환, 간 질환으로 오인되기도 한다.

갑상샘 종양은 촉진이나 초음파를 통해 검사하게 되는데 1,000명당 1~2명이 발생할 정도로 흔한 병이다. 갑상샘 종양은 유두암, 미분

화암, 여포암, 수질암 네 종류가 있는데 그중 미분화암은 악성일 가능성이 가장 높아 주의해야 한다.

골다공증과 요로결석의 주범, 부갑상샘 질환

부갑상샘호르몬은 몸속 칼슘과 인을 정상 수준으로 유지하는 데 작용한다. 세포 속 칼슘 농도는 세포 밖 농도의 1만분의 1이어야 한다. 칼슘이 부족해지면 뼈의 칼슘이 빠져나가 뼈가 약해진다. 이를 조율하는 것이 부갑상샘호르몬이다.

부갑상샘호르몬은 칼슘을 녹여서 혈액을 통해 온몸의 세포로 내보냄으로써 혈중 칼슘 농도를 증가시키게 된다. 칼슘 섭취량이 필요량을 채울 경우 이 과정은 자동적으로 멈춘다. 이와 반대로 칼시토닌이라는 호르몬은 혈액 중 칼슘 수치를 낮추는 작용을 한다. 부갑상샘호르몬과 칼시토닌이 균형을 유지하면 혈액 중 칼슘량이 유지된다. 그런데 나이가 들면 이 균형이 깨진다. 부갑상샘호르몬 분비량은 많아지지만 칼시토닌은 감소한다. 그래서 뼈에서 자꾸만 칼슘이 빠져나간다. 이것이 골다공증의 근본적인 원인이다. 게다가 갱년기 이후에는 여성호르몬까지 부족해져 골다공증에 걸리기 쉬워진다. 혈관이나 뇌 같은 조직에 필요 이상의 칼슘이 들어간다.

부갑상샘 질환도 항진증과 저하증으로 구분된다. 부갑상샘호르몬이 과잉 분비되면 혈중 칼슘 수치가 높아져 신장에 결석이 생기고 골다공증도 생긴다. 번갈증, 다음, 다뇨, 식욕부진, 뼈의 변화, 요로결석, 혈뇨, 의식 혼탁과 같은 증상이 나타난다. 종양이 생기거나 원발성 부갑상샘항진증, 2차성 부갑상샘항진증이 나타날 수 있다.

부갑상샘 기능이 저하되면 혈중 칼슘 수치가 떨어져 손이 저린다. 원인은 자기 면역 또는 갑상샘 수술 후 부갑상샘호르몬 분비가 저하되는 경우, 신장에 이상이 있는 경우다. 보통은 비타민D 제제를 투여해 치료한다. 검사는 초음파나 동위원소로 부갑상샘호르몬 수치를 측정하는 것으로 진행한다.

너무 작거나 너무 커지는 저신장증과 말단비대증

뇌하수체 질환으로는 뇌하수체기능저하증, 성장호르몬분비부전성 저신장증, 말단비대증, 무월경유루증후군, 요붕증이 있다. 뇌하수체 기능이 떨어지면 뇌하수체 또는 시상하부의 장애가 나타난다. 뇌하수체 전엽에서 분비되는 주요한 호르몬인 성장호르몬, 프로락틴, 생식샘자극호르몬, 부신피질자극호르몬, 갑상샘자극호르몬이 잘 분비되지 않아 여러 가지 증상이 나타날 수 있다. 개별 호르몬이 분비되지 않아서 질병이 발생하는 것인지, 아니면 호르몬 분비를 관장하는 뇌하수체에 질환이 생긴 것인지는 검사를 통해 확인할 수 있다.

성장호르몬 분비가 되지 않아 생기는 저신장증은 뇌하수체에서 성장호르몬이 충분히 분비되지 않아서 발생한다. 원인으로 출생 시 난산에 의한 것과 10세 전후에 시상하부에 종양이 생긴 경우가 있다. 종양은 제거하면 치료가 되고, 성장호르몬이 부족한 경우 호르몬 주사를 통해 치료가 가능하다.

뇌하수체에 성장호르몬을 생성하는 종양이 생기면 손가락과 발가락이 길어지고 이마나 턱이 돌출되는 말단비대증이 나타난다. 말단비대증 환자는 혀와 입술이 두터워지고 털이 많아지며 땀을 많이 흘린다. 종양이 커지면 두통, 시야 축소, 시력 저하가 나타나고 목소리도 낮아진다. 매우 서서히 진행되므로 가까이서 보는 사람들은 쉽게 알아차리지 못할 수도 있다. 사춘기 이전에 발병한 거인증은 고혈압, 당뇨병이 동반되는 경우가 흔하다. 치료 방법으로 수술, 약물 요법, 방사선 요법의 3가지가 있다. 콧속을 통해 뇌하수체 종양을 절제하는 방법이 보급돼 있다.

말단비대증 환자는 외모뿐 아니라 대장에 폴립도 많이 생기고 심혈관계 합병증의 위험도 높아지기 때문에 반드시 조기에 치료받아야 한다.

젖이 나오는 유루증과 소변을 자주 보게 되는 요붕증

뇌하수체에서 프로락틴이 넘치게 만들어지면 젊은 여성은 생리가 없어지고 남성은 성 기능 장애가 나타난다. 뇌하수체에 종양이 생기면 프로락틴이 과하게 분비되기도 하는데, 여성의 경우 임신하지 않았는데도 젖이 나오고 생리가 멈추는 유루증 증상이 나타나 조기에 발견할 수 있다. 반면 남성의 경우 쉽게 알아차리기 어려워 종양이 커져서 시력이 떨어지고 시야가 좁아진 뒤에야 발견되기도 한다.

요붕증은 뇌하수체 후엽에서 분비되어 신장에 작용하는 바소프레신이 부족해서 생기는 질환이다. 바소프레신은 항이뇨호르몬으로 오줌 양을 조절한다. 요붕증이 생기면 소변을 자주 보는 동시에 목이 자주 마른 번갈증이 나타난다. 바소프레신은 시상하부에서 만들어지고 뇌하수체 후엽에서 저장되므로 요붕증은 시상하부 종양에 기인하는 경우가 많다.

스트레스를 관장하는 부신의 질병들

부신은 우리가 스트레스를 이기고 살아갈 수 있게 해주는 중요한 장기다. 그래서 부신에 질환이 발생하면 신체적으로는 물론이거니와 정신적으로도 매우 힘든 상황에 놓이게 된다. 부신 기능이 저하되면 세상만사가 다 귀찮은 만성피로증후군뿐만 아니라 심각한 쇼크도 올 수 있다.

과도한 스트레스와 체력 저하로 부신피질의 90퍼센트 이상이 파괴되면 코르티솔, 알도스테론, DHEA의 3가지 호르몬이 결핍돼 육체적, 정신적 피로를 경험하게 된다. 체중이 줄고 식욕이 없어지며 저혈압, 저혈당과 같은 증상이 나타난다. 여성의 경우 음모가 빠지면서 피부가 거칠어진다. 과거에는 결핵에 의한 애디슨병이 많았지만 최근에는 부신 조직이나 산소에 대한 항체를 만들어내는 자가면역질환이 대다수이다. 치료는 부족한 호르몬을 보충하는 것으로 진행된다.

코르티솔이 과잉 분비되면 배에만 살이 많이 찌는 중심성비만, 고혈압, 생리불순, 다모, 여드름, 근력 저하, 골다공증이 증상으로 나타나는 쿠싱증후군이 발병하기 쉽다. 뇌하수체에 부신피질자극호르몬을 만드는 종양이 생기거나 부신에 코르티솔을 만드는 종양이 생긴 경우 발병한다. 모두 스트레스와 깊은 연관이 있다.

급성부신부전은 코르티솔과 알도스테론이 급격히 떨어져 구토, 저혈압, 저혈당, 발열, 의식장애를 동반한 쇼크가 나타나는 질병이다. 부신피질의 기능이 정상인 사람의 1일 코르티솔 분비량은 20밀리그램이며 심한 스트레스를 받으면 이 수치는 200밀리그램까지 올라간다. 만성 스트레스로 원래 코르티솔 양이 적은 데다 갑자기 스트레스를 받으면 방어 반응을 하지 못해 쇼크 상태가 일어난다. 급성부신부전은 치사율이 높은 질환이기 때문에 빠른 대처가 필요하다. 코르티솔을 정맥 주사하거나 식염수와 포도당을 대량 주사해 저혈압과 저혈당을 개선해야 한다.

상당히 낯선 질환인 부신성기증후군은 선천성부신과형성congenital adrenal hyperplasia, CAH이라고 불리기도 하는데 부신피질에서 안드로겐이 과잉 분비되어 생기는 병이다. 특정 효소의 결핍으로 부신이 과도하게 성장하면 테스토스테론이 과도하게 분비된다. 남성은 사춘기에 남성성이 조기에 나타나고 여성의 경우 외성기 이상이나 남성화가 나타난다. 선천성과 후천성이 있는데, 선천성은 수정된 지 약 8주가 지날 무렵 엄청난 테스토스테론이 분비돼 태아에게 영향을 미치는 것으로 알려졌다. 신생아의 경우 출생 후 바로 치료하지 않으면 사망에 이르는 무서운 질병이다. 1만 명 중에 한 명꼴로 발생한다.

3장

호르몬으로 해결한다 1

제2의 사춘기, 갱년기

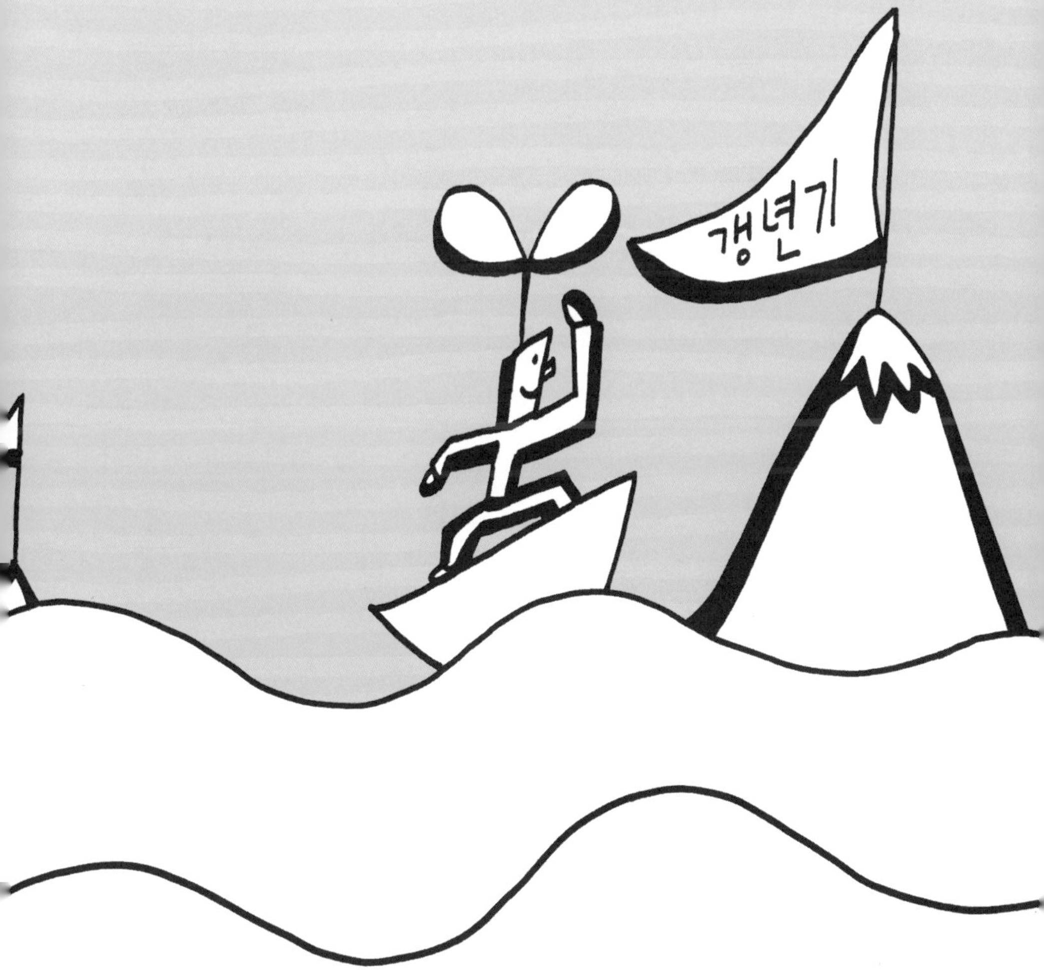

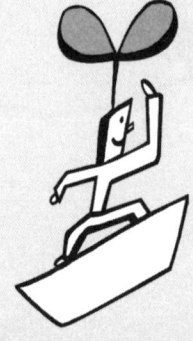

중년에 찾아온
이상한 변화들

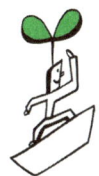

아내는 언성이 높아지고 남편은 눈물을 흘린다

일생 동안 호르몬의 변화는 천천히 나타나기도 하고 급격히 나타나기도 하는데, 가장 급격히 나타나는 시기가 사춘기와 임신 기간과 폐경기다. 사춘기에 남성호르몬이 왕성하게 분비되면 여드름이 발생하고, 여성호르몬이 폭발하는 임신기에 여성은 아이를 낳기 위해 20킬로그램 가까이 체중이 불어난다. 폐경기에 여성호르몬이 부족해지면 피부에 윤기가 사라지고 탄력도 떨어진다. 급격한 호르몬 변화는 몸은 물론 마음과 정신에도 큰 변화를 경험하게 한다. 사춘기의 '분노', 임신기에 '감정 기복이 심해지는 것', 폐경기의 '감정 기복과 우울증'이 주요 증상이다. 이 세 시기는 개인에게 매우 중요한 시기로서 주변의 관심과 배려가 필요한 때이기도 하다. 그런데 유독 한국 사회에서는 폐경기에 대한 배려와 관심이 거의 없다. 남녀 모두 마찬가지다.

석 달 전에 방송을 통해 알게 된 한 연예인 부부가 진료실을 찾아왔다. 진료실에 들어선 부부에게서 냉랭한 기운이 느껴졌다. 부부는 최근 1~2년 사이에 부부 사이가 나빠졌다며 이대로 살다간 이혼을 고려해야 할 것 같다고 말문을 열었다.

50대 중반인 부부의 변화를 한마디로 요약하면 이러하다. '아내는 기차 화통을 삶아 먹은 장군이 됐고 남편은 눈물을 감추지 못하는 소녀가 됐다.' 나의 표현이 아니라 직접 진료실을 찾은 부부의 표현이었다.

젊었을 때 이 부부는 전형적인 한국인 부부의 모습이었다. 남편은 사회생활에 매우 적극적이었고 무슨 일이든 척척 결정을 내리며 굴곡진 날들을 헤쳐 나왔다. 아내는 그런 남편을 뒷바라지하고 아이들을 키우며 남편의 말에 순종하는 태도를 보여왔다. 그렇게 앞에서 진두지휘하고 뒤에서 조용히 내조해주는 모양새로 30년 가까이를 살았는데, 이렇게 평생 살 것 같던 부부의 모습이 최근 1~2년 사이에 확 바뀌어버렸다.

남편은 "아내가 동창회 가서 나쁜 것만 배워 와서는 남편 말은 듣지도 않는다."고 직설적으로 말했다. 그렇게 순하던 아내가 어느 날부터 잔소리가 심해지더니 이제는 꼬박꼬박 "당신이 잘했나 내가 잘했나 어디 한번 따져보자."고 덤빈다는 것이었다. 이에 아내는 "이제 나도 나이가 이만큼이나 됐는데 언제까지 남편 말에 기죽어 살아야겠느냐!"고 맞받아쳤다. 아내가 말하는 남편은 "비 맞은 강아지마냥 집에 들어와서는 밥 달라고 아우성하고 툭하면 눈물을 보이는 천치"였다. 젊었을 때는 남들 앞에서 호령하며 일도 척척 잘하던 남편이 이제는 집에 들어앉아 드라마나 보고 있으니 속이 터진다는 것이었다. 자기가 지금껏 왜 참고 살았는지 스스로 복장이 터진다는 하소연도 덧붙였다.

갱년기 부부들이 호소하는 이러한 살풍경은 원래의 부부 관계에서 비롯된 것도 있지만 나이가 들면서 변화한 호르몬 때문에 더 두드러진다. 여성들은 40세를 넘기고부터 난소에서 분비되는 에스트로겐이 서서히 감소하고 50세 전후로 난소 기능이 갑자기 약화돼 폐경이 된다. 폐경과 더불어 갖가지 갱년기장애 증상이 나타나는데 골다공증과 혈관 질환뿐만 아니라 정신적인 변화도 겪게 된다. 줄어든 여성호르몬 덕분에 여성은 점차 남성적인 성향이 두드러진다. 옥시토신이 줄어들면서 가족들을 품에 감싸고 가정을 위해 희생하던 태도도 자신의 삶을 돌아보는 형태로 바뀐다. 여러 가지 심경 변화로 예민해져 사소한 일에 상처를 받기도 한다.

물론 남성이라고 해서 이러한 감정의 기복이 없는 것은 아니다. "가는 세월 가래로 막고 오는 백발 호미로 막아도 세월이 먼저 알고 지름길로 오더라."는 말이 틀리지 않다. 40~50세 이후부터 남성호르몬 분비가 서서히 감소한다. 남성들은 폐경과 같은 급격한 호르몬 변화를 겪지 않기 때문에 특별히 갱년기를 겪지는 않는다고 하지만 개인차가 분명히 있다. 여성과 같은 여러 가지 갱년기 증상을 겪는 이도 있는데, 최근에는 남성 갱년기를 자각하면서 신체적 변화와 함께 정신적, 심리적 변화를 호소하는 환자가 늘고 있다. 진료실을 찾은 한 남성은 "갱년기인지 딱히 증상은 모르겠는데 요즘 부쩍 눈물이 많아졌어요. 어느 순간부터 눈물이 나기 시작했지요. 원래 눈물이 없는 스타일이라 군대에서 모진 고생을 했어도 눈물 한 번 흘리지 않았는데 요즘은 웬만한 드라마만 봐도 금방 눈시울이 촉촉해진다니까요."라며 호르몬 변화를 고백했다. 또한 '남성 갱년기'에 대해 금시초문이라던 한 환자는 "10년 전쯤 갑자기 땀이 줄줄 나고 열이 올랐다 내렸다를 반복했는데 지금 와서 생각해보니 그게 갱년기 증상이 아니었던가 싶어요."라며 갱년기 증상을 겪었던 것을 기억해냈다. 남성 갱년기는 대인관계에도 영향을 미쳐 갱년기로 인해 사회생활이 어려워졌다고 호소하는 이들도 늘고 있다.

남성은 40대 중반~50대 초반이 되면 젊었을 때에 비해 상대적으로 남성호르몬이 줄어든다. 생식기를 비롯해 뼈와 근육, 중추신경계까지 노화 현상이 나타난다. 부부 관계에 대한 욕구가 떨어지는 것을 시작으로 얼굴이 붉어지거나 입이 마르는 증상이 나타나기도 한다. 유독 피로 해소가 안 되고 의욕이 없이 무기력한 상태가 계속되면 남성 갱년기를 의심해보아야 한다.

"잠을 잘 수 없고 마냥 우울해요!"

"밤에 한번 잠이 드는 데 2~3시간씩 걸리고, 늦게 잠들었는데도 중간에 깨면 다시 잠을 잘 수가 없어요. 잠을 못 잔 탓인지 낮에는 마냥 불안하고 몸도 마음도 막 가라앉아요. 그렇다 보니 집 밖에 나가지도 못하고 집에 그냥 처박혀 지낸 지 벌써 6개월이나 돼요."

이 정도 사연이면 이 하소연의 주인공이 무슨 병을 앓고 있는지는 대충 눈치챘을 것이다. 잠을 잘 자지 못하고 마음이 울적해지는 '우울증'은 이제는 감기처럼 흔한 병이 되었다. 그리고 적극적인 치료를 위해 병원을 찾는다거나 상담을 받는 환자들도 늘고 있다.

중년 여성의 우울증은 호르몬 변화에 의한 것일 가능성이 높다. 폐경으로 인한 여성호르몬의 감소는 갱년기 증상의 하나로 우울증을 동반하기도 한다. 가벼운 감기처럼 앓고 지나가는 경우도 있지만 매우 심각한 상태로 발전하는 경우도 있다. 우울해하다가도 갑자기 화가 치밀어 오르고, 소리를 막 지르고 싶다가도 우울해지는 일이 쉽게 가라앉지 않는다. 이때는 전문가의 상담을 받는 것이 좋다.

한번은 갓 서른을 넘긴 여성이 "갱년기로 인한 우울증을 치료하는 방법을 알려달라."며 진료실을 찾아왔다. 아무리 봐도 갱년기에 접어들 나이가 아니어서 물어보니 친정 엄마를 지켜보기가 하도 답답해서 대신 병원을 찾아왔다고 했다. 딸이 본 엄마의 상태는 매우 심각했다. 수면제가 없으면 잠을 자지 못하고 매우 무기력한 생활을 하고 있었다. 게다가 한밤중에 일어나 배가 고프다며 폭식을 하고 다시 잠이 오지 않는다고 수면제를 찾는 생활이 반 년 넘게 계속돼왔다는 것이다. 딸은 우울증에 걸린 엄마를 어찌해야 할지 모르겠다며 한숨을 쉬었다.

일반적인 갱년기 우울증은 신체적인 갱년기 증상과 함께 나타났다가 신체적인 증상이 없어지면서 서서히 감소하게 된다. 안면홍조, 발열, 오한 등이 주요 증상이다. 이러한 신체적 증상들은 무기력감과 수면 장애를 동반하기도 한다. 무기력감을 느끼고 잠을 제대로 자지 못해 피로한 상태가 계속되는 것은 우울증에 빠지기 쉬운 조건이다. 폐경으로 인해 '여성'으로서의 정체성과 자존감이 손상되면 우울증은 더 심해진다.

일반적으로 여성의 우울증 발병률은 남성에 비해 2배나 높다. 뿐만 아니라 여성은 일반적인 만성 통증 질환의 발병률도 남성에 비해 높은 편이다. 연구자들은 오랜 연구 끝에 여성이 통증에 대한 민감도가 높은 이유를 호르몬에서 찾게 됐다.

첫째는 테스토스테론과 에스트로겐의 차이다. 사춘기 무렵 호르몬 분비가 왕성해지기 이전에는 남녀의 우울증 발병 비율이 비슷하지만 15세에 이르면 여자가 남자에 비해 2배나 더 높아진다. 한 연구진은 성전환을 위해 성호르몬을 투여하는 과정에서 남성호르몬인 테스토스테론은 통증을 감소시키지만 여성호르몬인 에스트로겐은 통증을 더 높인다는 사실을 밝혀냈다. 테스토스테론은 중추신경계로 전달되는 통증을 막으면서 진통 효과를 나타낸다. 하지만 에스트로겐은 통증을 억제하는 메커니즘을 차단해 통증에 더 민감하게 반응하도록 만든다. 그럼에도 월경으로 인해 에스트로겐 수치가 높은 시기에 통증을 더 호소하지 않는 이유는 절대 농도가 월경 주기에 따른 편차보다 훨씬 큰 영향을 미치기 때문이다.

두 번째 이유는 여성이 한 달을 주기로 호르몬의 격심한 풍랑을 겪는다는 점이다. 월경을 하는 동안 여성은 육체적, 심리적 변화를 경험한다. 변화는 매우 불안정한 모습으로 나타나기도 한다. 스스로 통제할 수 있는 수준이기는 하지만 스트레스 상황이 계속되는 것은 틀림없다. 상당수 여성들이 월경 주기의 호르몬 변화로 인해 나타나는 심리적 불안을 이겨내는 데 어려움을 느낀다. 세로토닌 결핍으로 우울증을 겪는 여성도 많다. 일반적인 여성의 세로토닌 분비량은 남성의 절반 수준이다.

여성의 갱년기 치료와 우울증 치료에 있어 가장 필요한 것은 '주변의 이해와 공감'이다. "누구나 겪는 일인데 뭐가 그리 힘이 드느냐?", "지나면 다 좋아진다.", "뭐가 문제여서 방에 처박혀 나오지 않느냐?"와 같은 비난은 전혀 도움이 되지 않는다. 우울증에 대한 주변인의 몰이해는 당사자의 감정의 기복을 더욱 부추길 뿐이다. 주변인은 엄마나 아내의 힘든 상황을 이해하고 도움을 주겠다는 자세를 보여야 한다. '수시로 얼굴빛이 변하고 몸에서 열이 나는 변화를 겪는 당사자는 오죽하겠는가?' 하는 안타까운 마음도 필요하다. 이야기를 들어주거나 집안일을 도와주는 것도 좋다. 또한 전문가에게 도움을 받는 적극적인 태도도 필요하다. 전문가의 도움을 받아 쉽게 우울증을 해결하는 경우를 많이 보아왔다. 주변의 격려는 전문가와의 상담에 심리적 부담을 갖는 당사자에게 큰 힘이 된다.

여성 갱년기를 슬기롭게
극복하는 법

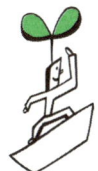

갱년기 증상 제대로 알고 대처하자

에스트로겐은 가슴은 풍만하고 허리는 가는 S라인 몸매를 만들어준다. 그리고 보드라운 피부, 윤기 나는 머리카락, 건강한 근육과 뼈를 유지시켜준다. 혈액 속 콜레스테롤의 증가를 억제하고 관상동맥이 딱딱하게 굳는 것도 막아준다. 도파민이나 베타엔드로핀의 분비에도 영향을 준다.

이렇게 평생 여성에게 영향을 미치는 에스트로겐은 얼마큼 분비가 될까? 믿기 어렵겠지만 평생에 걸쳐 나오는 에스트로겐 양은 티스푼 하나 정도다. 이 적은 양이 첫 생리부터 폐경에 이르는 50대까지 관여한다. 폐경이 되면 여성호르몬은 단번에 사라진다. 급작스런 여성호르몬 감소는 갱년기를 몰고 온다.

갱년기 여성에게 맨 먼저 찾아오는 증상은 얼굴이 시도 때도 없이 붉어지는 것이다. 얼굴이 붉어지고 난 후에는 등 쪽에서부터 식은땀이 확 나는 현상이 발생한다. 더불어 몸에서 열이 나기도 한다. 전화기나 물건을 놓은 곳을 자꾸 잊어버리고 남편이나 아이들의 핸드폰 번호를 잊어버리는 건망증도 자주 나타난다. 밤에 잠을 쉽게 이루지 못하고 자다가도 수시로 깨어 다시 잠들지 못하는 수면장애를 겪기도 한다. 우울한 감정이 1개월 이상 지속되기도 한다.

갱년기 증상이 조금 더 지나면 생식기가 위축돼 부부 관계가 어려워진다. 아프거나 출혈이 발생하기도 한다. 한번 부부 관계가 어려워지면 이후에는 심리적인 부담이 생겨 더욱 부부 관계를 꺼리게 된다. 증상이 조금 더 진행되면 속옷에 소변을 지리는 실수도 하게 된다. 피부가 위축되고 요실금이 오고 질이 탈출하는 순서로 진행되기도 한다. 일반적으로 갱년기 증상은 나이가 듦에 따라 서서히 진행되는데, 가볍게 6개월 동안 나타났다 사라지는 경우도 있지만 경증부터 중증까지 30년간 꾸준히 진행되는 경우도 있다.

갱년기 여성에게는 우울증이나 골다공증, 유방암과 같은 질병도 많이 발생한다. 실제 갱년기 여성에게 나타나는 뇌혈관 질환, 심장 질환, 우울증 발병률을 합치면 암 발생률보다 많다. 훨씬 고통스럽다는 것이다. 폐경과 갱년기를 '누구나 겪는 가벼운 질환'으로 넘기는 것은 좋지 않다. 건강의 적신호로 인식하고 적절한 대응과 치료를 해야 한다.

골다공증 예방과 치료, 반드시 필요하다

'척추압박골절'은 정형외과를 찾는 50대 이상 여성 중에 유독 많이 나타나는 질환이다. 원인은 폐경으로 인해 여성호르몬이 부족해져 발생하는 골다공증이 대부분이다.

골다공증osteoporosis은 뼈의 양적 감소와 미세구조 변화로 뼈의 강도가 약해지는 병이다. 주원인으로는 폐경과 노화가 꼽힌다. 여성호르몬은 뼈의 손실을 막아주는 작용을 하기 때문에 폐경이 되면 뼈 손실이 많아져 골다공증이 발생한다. 여성호르몬이 줄어들면 '뼈에 구멍이 숭숭 뚫리는' 골다공증이 발생하기 쉽다. 실제로 우리나라 50대 이상 여성 3명 중 1명은 골다공증을 앓고 있다. 남성보다 5배 높은 수치다. 정상적인 골밀도를 가진 여성은 13.8퍼센트에 지나지 않는다.

골다공증은 연령에 따라 유병률도 증가하는데 50대 15.4퍼센트, 60대 36.6퍼센트, 70대 이상 68.5퍼센트로 10세 단위로 연령이 증가할 때마다 2배씩 증가한다. 2014년 질병관리본부에서 발표한 자료에 따르면 50대 이상 성인 5명 중 1명(22.4%)이 골다공증, 2명 중 1명(47.9%)이 골감소증을 보였다. 정상적인 골밀도를 가진 사람은 29.7퍼센트에 불과했다. 골다공증의 경우 당뇨병이나 고혈압과 같이 아무런 증상이 없어 더 주의해야 한다.

나이가 든 노인들의 경우 골다공증에 의해 척추압박골절이 생기면 제대로 식사도 못하고 누워만 지내는 경우가 많다. 따라서 혈압과 혈당이 올라가기 일쑤이고 면역력도 떨어진다. 가벼운 바이러스 질환도 치명적인 질병으로 진행될 수 있다. 골다공증으로 척추압박골절을 앓다가 폐렴까지 진행된 경우를 숱하게 보아왔다. 이 같은 2차 질환의 발병, 고혈압과 당뇨와 같은 지병의 악화, 누워 지내면서 느끼는 심리적 불편 등을 생각할 때 척추압박골절을 일으키는 골다공증은 반드시 예방하고 치료해야 하는 질병이다.

호르몬 입장에서 골다공증을 예방하는 확실한 방법은 폐경을 즈음해 여성호르몬을 주기적으로 투여하는 것이다. 과학자들은 원숭이의 몸에서 인위적으로 난소를 떼어내 폐경을 시킨 후 여성호르몬을 주입해 여성호르몬의 효능을 검증했다. 원숭이들을 건강하게 먹이다가 인위적으로 폐경을 시킨 후에 여성호르몬을 준 그룹과 여성호르몬을 주지 않은 그룹의 질병 발생률을 비교했다. 그 결과 여성호르몬을 주지 않은 그룹에서는 동맥경화와 골다공증의 발생 빈도가 월등히 높았다.

그리고 이 실험을 통해 과학자들은 폐경 초기에 여성호르몬을 사용하는 것이 중요하다는 것을 알아냈다. 폐경 후 바로 여성호르몬을 먹인 그룹과 5~10년 뒤에 여성호르몬을 먹이기 시작한 그룹을 비교해보니 바로 여성호르몬을 먹인 그룹에서 동맥경화와 골다공증의 발생 빈도가 훨씬 낮았다.

이후 여성호르몬 복용 여성들을 추적 조사한 실험이 계속됐는데, 여성호르몬을 1년 이상 복용한 사람은 골다공증의 발생 빈도가 적었고 치매가 나타나는 시기도 복용하지 않은 그룹에 비해서 훨씬 늦다는 것을 알아냈다.

물론 운동 및 칼슘과 철분을 충분히 함유한 식생활도 골다공증 예방에 도움이 된다.

호르몬 치료에 대한 오해와 진실

호르몬 치료에 대해 많은 사람들이 순리에 역행한다는 느낌 하나만으로 '해서는 안 될 것', '할 필요가 없는 것'이라고 생각한다. 그러나 생각해보자. 노화를 막는 것 자체가 순리에 역행하는 것이 아닌가? 순리대로 살아간다는 것은 무엇을 의미하는가?

순리대로 살기에 삶은 너무 길어졌다. 불과 30~40년 전만 해도 환갑을 맞으면 일가친척은 물론 동네 어르신들을 모셔다 놓고 잔치를 벌였다. 오래 사신 것을 축하하고 더 건강하게 오래 사시라는 의미였다. 그런데 요즘은 어떤가? 기대 수명이 이미 80세가 다 된 상황에서 60세는 그야말로 청춘이다. 하지만 살 날이 길어졌음에도 불구하고 질병으로 인해 병상에서 여생을 보내야 한다면 무슨 의미가 있을까? 건강하게 오래 살기 위해 우리는 '순리'의 기준을 새로 세워야 한다.

여성에게 있어 오래 산다는 것의 의미는 무엇일까? 의사로서 나의 대답은 "폐경 후의 삶을 계획하고 준비하는 것"이다. 예전에 평균수명이 50세이던 시절에 여성들은 폐경 이전에 죽었다. 폐경 이후에 어떤 삶이 오는지 몰랐다. 그래서 그런 것을 고민하거나 걱정할 필요가 없었다. 그런데 지금은 폐경 이후에 수십 년을 더 살아야 한다. 어떻게 하면 이 시기를 건강하고 행복하게 보낼 것인가를 고민하고 해결책을 찾는 것은 당연한 일이다.

폐경에 따른 질병 발생률이 높아진다는 연구 결과를 놓고 1992년 미국의사협회에서는 모든 여성은 폐경이 되면 여성호르몬을 먹으라고 권고했다. 10년 동안 여성호르몬을 먹은 여성들의 삶은 매우 좋아졌다. 삶의 질이 전보다 훨씬 나아졌다. 그런데 딱 10년 만에 조금 다른 내용의 발표가 났다. 2002년 "여성호르몬을 복용하면 유방암, 심장병, 뇌졸중이 많아지고 혈관을 막는 혈전이 생긴다."는 내용이 온갖 매스컴에 도배가 됐다. 이때부터 여성호르몬 제제의 복용이 확 줄었다. 최근까지도 우리나라의 많은 폐경기 여성들은 유방암이나 심장병의 발병이 높아질 것을 우려해 여성호르몬제의 복용을 꺼린다.

그렇다면 정말 여성호르몬 제제를 먹으면 각종 암의 발생 확률이 높아질까? 연구 결과는 1만 명이 7년 동안 호르몬제를 먹었을 경우 복용하지 않은 사람들에 비해 약 7명 정도가 더 유방암에 걸렸다고 한다. 7명이라는 숫자가 유의미해 보일 수도 있겠지만 확률상으로 보면 1,000명에 1명도 안 생긴 꼴이다. 이 정도의 확률은 아파트를 걸어다니다가 떨어지는 화분에 맞아서 사망할 확률과 비슷하다. 유방암이 무서워서 여성호르몬을 못 먹는 것은 화분 맞을까 봐 집 밖에 못 나가는 것과 다르지 않다.

그리고 원숭이를 대상으로 한 여성호르몬 실험을 통해 여성호르몬의 유용성은 다시 한 번 입증됐다. 에스트로겐은 여러 가지 뇌 기능을 보호하는 역할을 한다. 세포의 에너지 중추인 미토콘드리아, 특히 뇌혈관에 있는 것에도 영향을 미친다. 에스트로겐은 노년이 돼서도 뇌혈관 혈류의 흐름이 꾸준하도록 도와준다. 의사결정, 집중력, 언어 프로세스, 듣기 능력, 정서적 프로세싱을 하는 뇌 영역이 덜 위축됐다.

이러한 실험과 조사를 통해 최근 의학계에서는 여성에게 찾아오는 '폐경'을 '질병'으로 진단하고 있다. 병이 들면 병원에 가서 치료를 하는 것처럼 폐경이 되면 병원을 찾아 적절한 치료를 하라는 것이 전문가들의 공통된 의견이다. 미국이나 유럽에서는 현재 갱년기를 맞은 여성들에게 삶의 질을 높이기 위해 여성호르몬을 복용할 것을 권고하고 있다. 이들 국가의 의사들은 정신적, 육체적으로 보다 충실한 삶을 살기 위해 에스트로겐과 프로게스테론이 필요하다고 주장한다. 복용하거나 파스처럼 붙이는 호르몬 제제도 많이 보급돼 있다.

말을 보태자면 호르몬 제제는 규칙적으로 복용해야 한다. 여성호르몬은 하루 중 크게 변화가 없는 호르몬이기 때문에 먹는 시간이 중요한 것은 아니지만, 일정 수준으로 유지하기 위해서는 하루 중 일정한 때를 정해두고 먹는 것이 좋다. 일부 호르몬 제제는 성분의 차이로 인해 일자별로 복용해야 하는 경우도 있으니 반드시 투약설명서를 참조한다.

남성 갱년기
우습게 보지 마라!

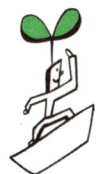

왜 예민해지고 배에 살이 찔까?

다음은 한 대학병원에서 제공하는 남성 갱년기를 판별하는 문진이다. 간단히 체크해보자.

1. 나는 성적 흥미가 감소했다.
2. 나는 기력이 몹시 떨어졌다.
3. 나는 근력이나 지구력이 떨어졌다.
4. 나는 키가 줄었다.
5. 나는 삶에 대한 즐거움을 잃었다.
6. 나는 슬프거나 불만감이 있다.

7. 나는 발기의 강도가 떨어졌다.

8. 나는 최근 운동할 때 민첩성이 떨어졌다.

9. 나는 저녁식사 후 바로 졸리다.

10. 나는 최근 일의 능률이 떨어졌다.

(제공: 서울아산병원)

4개 이상 선택했거나 3개 이하로 선택했으나 항목 1번이나 7번에 '예'를 선택했다면 남성 갱년기를 의심할 수 있다.

남성 갱년기의 대표적인 증상 중 하나는 예민해지고 배에 살이 찌는 것이다. 물론 이런 증상들에는 호르몬 변화가 깊이 관련된다.

남녀 모두 사춘기가 되면 성장호르몬의 활동이 줄어든다. 자고 일어나면 콩나물처럼 쑥쑥 자라던 것도 그때까지다. 이후에는 성호르몬이 활발하게 만들어진다. 잘 알다시피 남성호르몬은 2차 성징의 발현을 촉진한다. 수염이 나고 목소리가 변하고 체격이 커진다. 공격성도 두드러진다. 사춘기의 고환은 콜레스테롤을 원료로 해서 테스토스테론이라는 남성호르몬과 정자를 만들어낸다. 그리고 급격한 변화 없이 테스토스테론의 농도를 서서히 줄여 나간다. 따라서 대체로 65~70세까지는 성적 능력이 유지된다.

남자들은 나이가 들수록 테스토스테론 분비가 줄어들지만 에스트로겐은 계속 유지되거나 늘어난다. 이때는 여성과 남성의 이분법적 구분이 허물어진다. 여성은 예민하고 생각이 많고 감정이 풍부하고 남성은 둔하고 거칠고 메말라 있다는 생각은 접어두어야 한다. 상대적으로 여성호르몬이 많아진 남성은 온순해지고 감성이 풍부해진다. 한 연구에서는 54세 남녀의 에스트로겐 수치를 비교해 본 결과 오히려 남성이 높게 나왔다고 한다.

이러한 호르몬의 변화는 중년 남성의 몸도 바꾼다. 에스트로겐은 테스토스테론의 역할을 방해해 자꾸 살이 찌게 한다. 지방세포는 테스토스테론을 에스트로겐으로 전환하는 효소를 많이 분비해 에스트로겐의 양을 증가시킨다. 에스트로겐의 증가는 복부 비만을 야기하는데 이는 여성호르몬의 특징이기도 하다. 결론적으로 중년 남성의 체지방 증가와 복부 비만은 여성호르몬의 영향 때문이다.

머리카락이 빠지고 여성형 유방이 나타난다

탈모의 원인은 크게 3가지를 들 수 있다. 가장 큰 것은 유전이다. 부모에게서 받은 유전자에 탈모 유전자가 포함된 경우다. 다음은 호르몬 변화 때문이다. 뇌하수체호르몬, 갑상샘호르몬, 남성호르몬의 분비량 변화로 머리카락이 빠진다. 마지막이 노화다. 머리카락도 여느 장기와 마찬가지로 늙는다. 잘 자라지 않고 힘이 없어지다가 빠져버린다. 이 3요인 중 중년 남성에게 영향을 크게 미치는 것은 유전과 호르몬이다.

남성들은 대부분 40대 이후부터 탈모가 진행된다고 생각하는데 사실 유전형 탈모는 그보다 훨씬 전에 시작된다. 남성호르몬이 왕성한 20대 전후에 시작돼 나이가 들면서 가속화하는 경우가 대부분이다. M자형 탈모와 정수리부터 탈모가 진행되는 경우 유전형 탈모라고 할 수 있다.

호르몬의 영향으로 탈모가 나타나는 경우 남성호르몬을 먼저 떠올리는데 요즘은 스트레스로 인한 갑상샘호르몬의 이상으로 탈모가 유발되는 경우도 많다. 갑상샘호르몬의 분비가 줄어들면 머리카락의 성장 주기에 이상이 생긴다. 보통의 머리카락은 성장해서 유지되다가 휴지기에 빠지게 되는데, 탈모가 진행되면 성장 후 바로 휴지기로 넘어가 버린다. 머리카락이 가늘어지고 윤기가 없어지는 것이 특징이다. 그렇다면 역으로 갑상샘호르몬이 많아지면 머리카락이 날까? 그렇지는 않다. 갑상샘호르몬이 과다하게 분비돼도 전체적으로 털이 빠지는 탈모가 진행된다. 갑상샘 가까이 있는 부갑상샘의 기능 저하도 탈모를 일으키는데 머리카락이 다발로 빠지는 것이 특징이다.

다시 호르몬 이야기로 넘어가 보자. 남성형 탈모는 남성호르몬인 테스토스테론의 변화로 인해 생성되는 디하이드로테스토스테론DHT의 과도한 분비가 원인이 되어 발생하는 것으로, 디하이드로테스토스테론이 모낭 세포의 특정 부분과 결합해 탈모를 일으키는 것이다. 테스토스테론은 '5α환원효소'라는 효소에 의해 디하이드로테스토스테론으로 변이되는데, 이 디하이드로테스토스테론이 모낭과 결합하면 모낭을 위축시키고 모발의 성장을 저해한다. 중년 남성의 경우 스트레스로 인해 남성호르몬이 증가하면 이로 인해 탈모가 더 가속화되기도 한다. 치료는 남성호르몬을 직접 억제하는 것이 아니라 5α환원효소의 작용을 억제해 디하이드로테스토스테론의 생성을 막는 약물로 진행된다.

남성호르몬이 줄고 상대적으로 여성호르몬이 많아지는 갱년기 남성의 경우 여성형 유방이 나타나기도 한다. 외국 통계를 보면 약 7~35퍼센트의 남성에게서 여성형 유방이 나타나는데, 우리나라 역시 서구화된 식단과 비만 인구의 증가로 발생 빈도가 증가하는 추세다. 비만, 신장에 이상이 생기는 신부전, 갑상샘 질환, 간 질환, 부신 질환으로 여성형 유방이 촉발되기도 한다. 치료법으로는 식이요법과 운동 치료 외에 부족한 남성호르몬을 보충해주는 호르몬 요법을 생각해볼 수 있다.

한편으로 프로락틴이라는 호르몬이 과잉 분비되면 남성에게도 우유와 같은 분비물이 나온다. 원래 프로락틴은 뇌하수체에서 분비돼 여성의 젖샘을 자극해 모유가 나오도록 한다. 남성의 경우 프로락틴이 과잉되면 남성호르몬의 활동을 억제해 성 기능 장애를 일으키기도 한다. 원인으로는 뇌하수체에 종양이 생기는 경우, 갑상샘호르몬이 부족한 경우, 도파민이 부족한 경우 등이 있다. 프로락틴으로 인한 성 기능 장애는 병원에서 진단받을 수 있다. 위장관 운동을 증진시키는 약물을 먹을 경우 일시적으로 프로락틴이 높아져 유즙이 나오기도 하는데 이런 경우는 약물 복용을 하지 않으면 쉽게 호전된다.

성 기능 장애를 동반한다면

〈노인과 바다〉, 〈그리스인 조르바〉에서 연기했던 앤터니 퀸이라는 배우가 있다. 이 배우는 말년인 70대 후반에 자신의 비서였던 30대 여성과 결혼했다. 그의 인생에서 세 번째 결혼이었다. 그리고 그 여성과 아이를 낳았다. 앤터니 퀸의 나이 82세 때 일이다.

여성은 폐경을 맞고 갱년기를 겪으면 임신을 할 수 없다. 그런데 신기하게도 남성은 아무리 나이가 들어도 심지어 갱년기를 겪어도 생산을 계속할 수 있다. 원만한 성생활이 가능하다는 전제하에 말이다.

문제는 성생활이 가능하냐 하는 거다. 나이가 들면서 남몰래 고민하는 남성들이 상당히 많다. 실제 남성호르몬의 저하는 발기부전의 중요한 원인으로 꼽힌다. 발기부전은 심리적인 영향도 크게 받아서 한번 그런 느낌이 들면 아무리 노력해도 좀처럼 나아지지 않는다는 특징이 있다. 남성이 둔하다는 일반론은 여기서 깨진다. 성에 있어서만큼은 남성도 무척 예민한 편이다.

남성은 폐경은 없지만 50세가 넘으면 고환에서 분비되는 테스토스테론의 분비가 줄어들기 시작한다. 급작스런 변화라기보다는 서서히 나타나므로 인지하지 못하는 경우도 많다. 그러다 어느 날 성생활이 원활하지 않으면 혼자서 끙끙 앓는다. 2~3세만 돼도 오줌발 키재기를 하는 남성들이 성적 고민을 쉽게 털어놓기란 힘든 일이다. 가장 가까운 아내에게 털어놓는 것조차 자존심 상해서 혼자서만 머리를 싸매고 있는 경우가 다반사다.

갱년기 증상을 겪으며 성 기능 장애를 동반한 경우라면 반드시 병원을 찾아 전문가의 도움을 받는 것이 좋다. 앤터니 퀸은 80이 넘은 나이에도 아이를 낳았다. 아이를 낳은 사실이 중요한 것이 아니라 원활한 성생활을 유지하고 젊음을 만끽하며 산 것이 중요하다. 성 기능은 단순한 성 기능이 아니라 삶에 활력을 주는 중요한 욕구를 해결해준다. 나이 때문에 지레 성생활을 하지 못하겠다고 단념하는 것은 적절치 않다.

성 기능 장애를 상담하러 갔다가 당뇨병이나 고혈압, 심근경색, 전립선 질환 등을 같이 발견하고 치료하는 사례도 종종 있다. 만성질환을 치료하면서 성 기능 장애도 호전된다. 내분비과에서는 호르몬 요법으로 테스토스테론, DHEA, 멜라토닌, 성장호르몬 등 4가지 호르몬의 보충을 처방받을 수 있다. 어떤 방식이든 적극적인 치료를 통해 성 기능을 회복하면 건강도 좋아진다.

남성 갱년기에 필요한 것은 단백질

남성은 40~50대에 노화가 시작되어 체력과 기력을 잃어간다. 노화가 시작되는 이 시기를 남성 갱년기의 시작이라고 보게 된다. 이때 필요한 것이 단백질이다.

단백질은 신체 구성과 성장에 필요하며 조직을 형성한다. 근육은 우리가 먹는 단백질이 분해되어 만들어진다. 이를 단백질동화작용이라고 한다. 여기에 성장호르몬, 갑상샘호르몬, 부신피질호르몬, 남성호르몬 등이 관여한다. 반대로 몸의 에너지원으로 쓰이기 위해 근육은 아미노산으로 분해된다. 단백질이화작용이다. 여기에는 아드레날린과 코르티솔이 관여한다.

성장호르몬과 성호르몬이 왕성하게 분비되는 성장기에는 근육이 잘 만들어진다. 그러나 나이가 들어 호르몬 분비가 적어지면 근육은 점차 사라지고 탄력을 잃는다. 근육을 유지하고 남성성을 발휘하기 위해서는 단백질을 충분히 섭취해주어야 한다. 에너지를 내고 근육을 만들 수 있는 풍부한 원재료를 몸에 채워 넣는 것이다.

문제는 대부분의 남성들이 좋은 단백질에 대한 판단 능력이 부족하다는 것이다. 남자들이 좋아하는 보신 음식 중에 빠지지 않는 것이 추어탕, 보신탕, 해장국이다. 다음으로 갈비탕, 육개장, 순댓국을 든다. 고기가 들어가고 뜨끈한 국물이 있기 때문에 이러한 음식을 '몸에 좋은 음식'으로 생각하는 경우가 있다. 그러나 몸 건강을 생각한다면 '아니올시다'이다. 흔히 사 먹는 탕과 국은 포화지방산 즉 지방으로 맛을 내는 기름 덩어리들이다. 앞서 열거한 음식들은 단백질 보충 식사가 아니라 지방 보충 식사라고 생각하면 된다. 집에서 끓인 갈비탕, 육개장은 밖에서 사 먹는 음식과는 비교도 안 되게 담백하고 감칠맛이 덜하다. 기름을 걷어내면 담백한 맛이 살아나기 때문이다.

좋은 단백질 식품은 지방이 적은 육류, 식물성 단백질인 콩류, 오메가3가 많은 생선류, 지방이 적은 가금류 들이다. 이중 다이어트와 몸속 근육 생성에 좋은 단백질 식품은 가금류다. 오리고기나 닭고기가 제일 좋다. 흰살 단백질에는 필수아미노산이 많이 들어 있다. 다음이 생선이다. 생선에 많이 들어 있는 오메가3는 대사 과정에서 생길 수 있는 염증을 줄여주는 물질을 만든다. 오메가3를 많이 먹으면 몸속 미세 염증을 낮출 수 있다. 거기다 오메가3는 세포막이 딱딱해지는 것을 막아주는 불포화지방산으로 세포의 기능을 향상시켜준다. 오메가3를 많이 포함하고 있는 것이 등푸른생선의 기름이다. 단백질뿐만 아니라 오메가3를 섭취하기 위해서라도 꼭 생선을 먹어야 한다. 다음은 식물성 단백질인 콩이다. 콩에는 동맥경화, 고혈압 등 순환기계 질환의 원인이 될 수 있는 포화지방산이나 콜레스테롤이 전혀 없다. 미국의 식품의약국FDA에서는 "하루에 콩 단백질 25그램을 섭취하면 관상동맥 질환이 예방된다."고 발표하기도 했다. 그리고 이상의 것들이 정 맛이 없어 싫다면 마지막으로 붉은색 살코기, 사태나 목살을 권한다. 흔히 갈비와 삼겹살을 먹고 와서 단백질 식사를 했다고 착각하는 환자들이 있는데, 갈비의 주요 영양분은 단백질이 아니라 지방이다. 마블링이 적고 기름기를 걷어낸 순수한 살코기를 권한다.

중년의 부부를 위한
몇 가지 당부

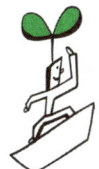

더 늦기 전에 마음의 상처를 치유하라

딸의 손에 이끌려 노년의 부부가 병원을 찾았다. 이들 부부는 서로를 "죽일 놈의 영감탱이", "썩을 놈의 할망구"라고 비난하며 각자 쌓아온 감정의 상처를 마구 쏟아냈다. 부부는 수십 년 동안 받아온 스트레스를 쏟아내느라 여생을 허비하고 있는 듯했다. 딸은 노부부가 서로의 상처를 내려놓고 평화로운 노년을 보내는 것이 소원이라며 부부가 화해할 방법을 찾아달라고 했다.

부부의 싸움이 격해지기 시작한 건 자식들이 직장생활을 시작할 즈음이었다. 자식들을 먹이고 가르치는 일에서 풀려난 부부는 자신들의 삶을 돌아보기 시작했다. 그때부터 상대에 대한 깊은 원망이 쏟아져 나왔다. 때마침 나타난 갱년기 증상으로 아내는 우악스러워졌고 남편은 소심해졌다. 쉽게 끝나지 않는 싸움을 계속하며 10여 년을 보냈다.

전작들을 통해 나는 스트레스를 '감정의 상처'라고 정의했다. 왜 상처인가? 사람들은 스트레스가 시간이 지나면 없어진다고 생각하는데 그렇지 않다. 스트레스가 일단 감정에 상처를 남기면 이것들은 잘 사라지지 않는다. 의식에서는 사라질지 몰라도 무의식에는 남아 있다.

신기한 것은 스트레스에 대처하는 우리 인체의 반응이다. 우리의 인체는 그것이 감정의 상처인 스트레스이든 외부의 물리적 고통이든 똑같이 반응한다. 교통사고로 다리가 부러진 것이나 아들이 오토바이를 타서 속을 썩이는 것이나 동일한 스트레스로 인식한다. 그리고 경중에 따라 세 단계로 호르몬의 변화를 나타낸다.

첫 번째는 스트레스에 대처해 큰 문제 없이 정상으로 회복되는 경우다. 회사에 제출한 서류에 오탈자가 나서 상사가 이를 수정하라고 한다거나, 어제와 똑같은 아내의 잔소리를 듣고 출근하는 남편이 느끼는 수준의 스트레스다. 이때 몸은 스트레스 호르몬인 코르티솔과 DHEA를 증가시켜 스트레스에 대처한다.

두 번째는 첫 번째 단계보다는 심각한 경우다. 해결되지 않은 만성 스트레스로 몸에 이상 증세가 나타나게 된다. 상사의 지속적인 괴롭힘, 가계 빚이 줄지 않고 쌓여가는 데 대한 압박감이 더해질 때 나타난다. 이때는 코르티솔은 증가하지만 DHEA는 감소한다.

세 번째 단계는 가장 심각해서 호르몬의 고갈이 나타나는 경우다. 직장 왕따 문제로 죽음까지 고민한다거나, 남몰래 손을 댄 주식투자로 수천만 원에서 억대 손해를 본 경우라면 극도의 스트레스를 받을 것이다. 이쯤 되면 만성적인 스트레스로 인해 부신에서도 호르몬을 만들지 못한다. 코르티솔도 DHEA도 모두 감소한다.

보통 사람들, 스트레스로 인해 끊임없이 먹을 것을 찾아다니는 일반적인 회사원들은 2단계일 가능성이 높다. 그러나 3단계로 진행되면 스트레스 때문에 죽을 수도 있는 지경이 된다. 상처를 치유하는 길을 찾지 않으면 '당장의 문제가 아니라 스트레스 때문에' 생사를 넘나들 지경이 된다.

중년의 부부는 대개 시간적으로 물리적으로 아이들을 키워내고 점차 아이들을 독립시키는 시기에 와 있다. 사회적으로 왕성한 경제활동을 하면서 자신들의 시간을 찾기 좋은 시기다. 호르몬 때문에 나타나는 육체적, 정신적 변화를 이해받고 위로받아야 하는 시기이기도 하다. 이때 부부가 서로의 상처를 보듬고 위로하지 않으면 나머지 삶은 매일매일이 지옥일 것이다.

남성에게 가사 노동은 일거양득

집안일은 간단한 운동을 하는 정도의 가벼운 노동이 대부분이다.

뇌 또한 신체의 일부이기 때문에 적당한 몸의 움직임을 통해 활성화된다. 가벼운 노동은 근육의 신경을 활성화시키고, 활성화된 신경은 호르몬 중추인 시상하부에 작용해 호르몬의 분비를 촉진한다. 신경의 말초에서 노르아드레날린이, 부신수질에서 아드레날린이, 부신피질에서 코르티솔이 분비되면서 뇌의 각성을 가져온다. 또한 적당한 피로는 숙면을 가능하게 해준다.

세계적인 장수 마을을 취재하고 연구한 이들이 100세가 넘은 어르신들의 공통점을 조사하면서 얻은 결론 중 하나가 "격렬한 운동 대신 가벼운 운동을 주로 한다."는 것이었다. 산악자전거 타기, 마라톤, 40킬로그램을 들었다 내리는 역기 같은 운동이 아니라 꽃밭 가꾸기, 가볍게 산책하기, 반복해서 앉았다 일어나기 등 가벼운 운동을 하고 있더라는 것이다. 생명 연장에 좋은 가벼운 운동에 가사 노동도 포함된다. 가벼운 노동은 스트레스를 해소하는 쉬운 방법이다. 적당한 움직임은 피로 회복을 돕고 수명까지 연장시킨다. 남편들은 자신의 생명 연장을 위해서도 가사 노동을 즐겁게 받아들일 필요가 있다. 아내와 자신을 위해 모두 좋은 일이니 말이다.

단 가사 노동을 돕는 남편에게 잔소리는 금물이다. 갱년기 증상을 겪는 남성에게 잔소리를 해대면 수명이 단축된다는 연구 결과도 있다. 잔소리를 많이 듣는 중년 가장일수록 그렇지 않은 사람보다 심장 질환, 간 질환, 암 등 여러 가지 질병으로 사망할 확률이 약 2배나 높다. 아내는 꼼꼼하지는 않더라도 집안일을 해내는 남편을 격려해주어야 한다.

건강한 성생활을 유지하라

잘 알려져 있듯이 스킨십은 친밀도를 높여주고 두뇌 발달에 도움을 주며 관계도 회복시켜준다. 나아가 부부 사이의 적절한 스킨십은 노화를 억제하고 젊음을 유지시켜준다. 이 연장선상에서 성생활은 건강에 분명히 긍정적인 영향을 준다.

쓰다듬거나 어루만지는 행동은 자율신경을 활발하게 해서 시상하부의 호르몬 분비를 왕성하게 한다. 시상하부는 의욕을 불러일으키는 갑상샘자극호르몬방출호르몬, 성을 지배하는 황체형성호르몬방출호르몬, 스트레스에 맞서 머리를 좋게 하는 부신피질자극호르몬방출호르몬, 성장호르몬방출호르몬, 성장억제호르몬 등이 나오는 곳이다. 쉽게 말하자면 건강과 노화에 깊이 관여하는 곳이다.

심폐 기능을 높여주고 면역성도 증가시키는 성생활은 성호르몬의 분비도 촉진한다. 테스토스테론은 뼈를 튼튼하게 하고 순환계 질병을 예방한다. 전립선암도 예방해준다. 에스트로겐은 피부 재생을 돕고 활성산소를 막아 젊음을 유지시켜준다. 더불어 성생활은 스트레스를 줄여주고 자신감을 높여주기도 한다. 부부 간의 성생활은 심리적 결속감을 높이고 '내가 사랑받고 있다.'는 만족감을 준다.

그런데 일부 부부들은 중년이 되면 자연스럽게 성생활을 포기한다. 심지어 '안 해도 살아지는 것'으로 생각하는 이들도 있다. 왜 중년부터는 성생활을 하지 않아도 된다고 생각하는가? 노화 때문이라고 답하는 분들이 있는데 노화에 의한 성호르몬의 변화는 성생활을 하지 못할 이유가 되지 않는다. 게다가 중년은 아이들 키우기나 집안일을 해야 한다는 부담감으로부터 자유로워지는 시기이니 성생활을 즐기기에 더욱 좋다. 중년은 성적으로 원숙한 시기이기도 하다.

부부 상담을 해보면 성생활을 하지 않는 가장 큰 이유로 '배우자에 대한 친밀감 결여'를 꼽는 이들이 많았다. 배우자에 대해 '따뜻한 마음을 가진 사람, 나와 경계가 없는 친한 사람'이라는 생각이 들어야 하는데 '남보다 못한 사이'라고 생각하는 이들이 많았다. 잘 알고 있듯이 성생활은 기본적인 존경과 애정이 없으면 잘 유지되지 않는다. 좋은 관계가 형성돼 있지 않으면 부담감만 커진다. 이런 경우 부부 간의 대화와 공감대 형성이 먼저 갖춰져야 한다.

가끔 인체의 변화에 적응하지 못해 부부 생활을 하는 것이 불편하다는 분들도 있다. 그러나 앞서 설명했듯 노화로 의한 신체적인 변화는 성생활을 할 수 없을 정도로 많은 영향을 미치지는 않는다. 문제가 있다고 해도 호르몬 보충 요법 등으로 충분히 해결할 수 있다. 남성의 경우 당뇨, 고지혈증, 고혈압 때문에 발기 장애가 나타나기도 하는데 기질적인 원인을 해결하면서 좋아지는 경우가 대부분이다.

성생활은 육체적, 정신적 건강을 지키는 운동하고는 다르다. 부부라는 삶의 공동체를 더욱 친밀하고 건강하게 만드는 과정이다. 중년의 성생활은 충분히 가치가 있다. 부부가 함께 노력해야 한다.

4장

호르몬으로 해결한다 2

건강의 적, 비만

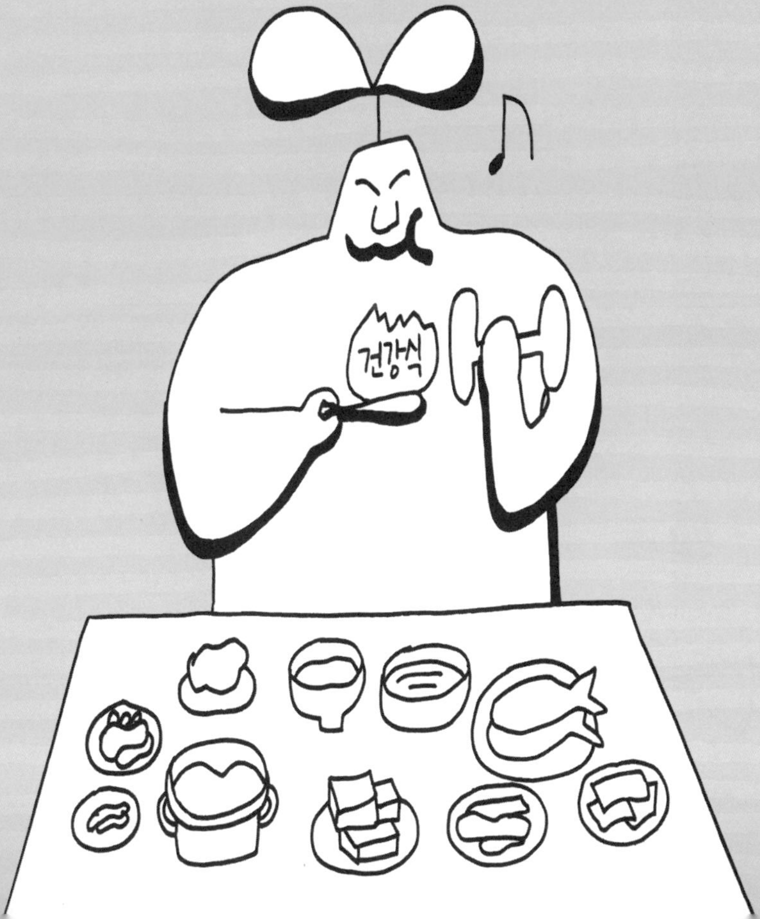

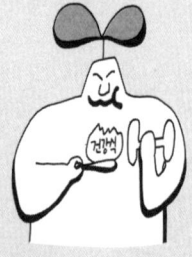

배는 부른데 계속 먹는
당신에게 한 말씀

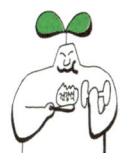

호르몬을 알면 거짓 배고픔에 속지 않는다

우스갯소리로 "허기가 뭐예요?", "배부른 게 뭐예요?"라고 말하는 비만 환자들이 있다. 진료실을 찾아온 한 연예인도 방송에서 이런 말을 자주 했었다. 살찐 덕분에 재미난 캐릭터를 많이 만들어냈다. 살은 스트레스거리가 아니라 자신의 일에 꼭 필요한 것이었다. 그런데 낙천적인 그녀에게도 건강의 적신호가 켜졌다. 잠을 자다가 가슴이 쥐어짜듯이 아프고 숨이 잘 쉬어지지 않아서 병원을 찾았다.

처음에 여자 연예인은 무리를 한 것이라고 생각하고 조금 쉬면 낫겠거니 하고 넘겼다. 그런데 가슴이 아픈 일이 몇 번 반복되자 단순한 과로 증상은 아니라는 생각이 들었다. 검사 결과 심근경색이라는 진단이 나왔다. 고작 30대 초반이었기 때문에 여자 연예인의 충격은 매우 컸다.

의사로부터 살을 빼야 한다는 권고를 들은 여자 연예인은 본격적인 다이어트에 돌입했다. 그런데 살은 좀처럼 빠지지 않았다. 그제야 이 연예인은 자신이 식욕을 전혀 주체할 수 없다는 것을 알았다. 조금 덜 먹겠다고 마음먹어도 그때뿐이었다. 야식의 유혹을 도무지 뿌리칠 수 없었다. 한 끼만 소홀히 해도 달고 기름진 음식이 먹고 싶어 미칠 지경이 됐다. 배가 고픈 것도 아닌데 계속 먹고 있는 자신이 이상해 다시 진료실을 찾았다.

사례의 여자 연예인처럼 식욕을 주체하지 못하고 특히 한밤에 먹을 것을 찾는 식습관을 가진 이들이 의외로 많다. 직장인들의 경우 야근 후 치맥(치킨+맥주)의 유혹을 쉽게 뿌리치지 못한다. 한번 맛을 들이면 야식이 습관으로 자리 잡히기도 한다. 왜 그럴까? 더 자극적인 음식을 원하도록 호르몬이 바뀌었기 때문이다.

호르몬의 교란은 체중을 늘려 비만 환자를 만드는 주요 원인이 된다. 우리 몸은 에너지가 다 떨어지면 허기를 느끼도록 하는 그렐린이라는 호르몬을 분비한다. 그러면 우리는 에너지를 채우기 위해 즐겁게 식사를 한다. 반대로 몸속 에너지를 채울 만큼 충분히 먹으면 렙틴이라는 호르몬이 분비된다. 렙틴이 분비되면 뭔가 먹고 싶다는 생각이 적어지고 스스로 숟가락을 내려놓게 된다. 그렐린과 렙틴의 적절한 분비와 균형을 통해 우리는 정상적인 몸매를 유지하며 살아간다. 그런데 액상 과당, 트랜스 지방이 많이 들어 있는 인스턴트 음식이나 패스트푸드가 우리 몸에 들어오면 이러한 식욕 호르몬에 교란이 일어난다. 식욕 호르몬이 적정량 분비되지 못하거나 제 역할을 하지 못하면 인체는 너무 마르거나 뚱뚱한 몸으로 바뀌게 된다. 단 음식, 기름진 음식이 넘쳐나는 세상에서는 금세 뚱뚱해진다.

흔히 비만 환자들은 "먹는 것을 주체할 수 없다."고 이야기한다. 웬만큼 먹어서는 허기가 가시지 않고, 배가 부르다고 생각할 때는 이미 너무 많이 먹은 후이다. 조금만 움직여도 배가 고프고 배고픔이 잘 사라지지 않는 것. 이것은 사실 호르몬 교란에 의한 '거짓 배고픔'이다. 일반 성인 여성이 필요로 하는 하루 평균 열량은 2,300칼로리 정도다. 하지만 비만 환자들의 하루 섭취 열량은 5,000칼로리가 넘는다. 거짓 배고픔으로 무한정 먹어대는 상황이 반복되는 것이다.

비만 환자의 몸에 과잉 누적된 체지방은 호르몬의 다양한 신호를 받아들일 뿐 아니라 스스로 호르몬 또는 호르몬과 비슷한 화학 물질을 분비한다. 대표적인 호르몬이 앞서 설명한 식욕을 억제하는 호르몬인 렙틴이다. 렙틴은 그리스어로 '호리호리하다.'라는 뜻을 가지고 있다. 그만큼 렙틴이 많아지면 식욕이 줄고 살이 빠진다는 것이다. 렙틴은 지방세포에서 주로 만들어지는데 일반적으로 렙틴 분비는 지방세포 수에 비례한다. 정상 체중인 사람의 몸에 갑자기 지방이 많아지면 렙틴 분비도 많아져 식욕을 억제한다. 몸은 '항상성'을 중요하게 생각하는데 체중이 불면 그 항상성이 깨지기 때문에 발 빠르게 대응하는 것이다. 렙틴 분비가 많아지면 자연스럽게 식욕이 줄고 살이 빠져 정상 체중으로 돌아간다. 렙틴이 식욕을 억제하고 살이 빠지게 한다는 것은 쥐 실험을 통해서도 확인됐다. 비정상적으로 살찐 쥐에게 렙틴을 투여했더니 쥐의 식욕이 떨어져 몸집이 30퍼센트 정도 작아졌다.

이런 연구 결과를 바탕으로 과학자들은 한때 렙틴을 이용해 다이어트 약을 만들려고 노력했다. 렙틴 호르몬만 활용하면 다른 약이나 물리적인 수술을 하지 않고도 살을 뺄 수 있을 것이라고 기대하면서 말이다. 그런데 혹시 독자 중에 렙틴을 이용한 다이어트 제제를 본 일이 있는가? 들어는 봤는가? 아마 없을 것이다. 이러한 노력은 실패로 끝이 났다. 왜? 과학자들은 몇 번의 실험을 통해 비만 환자의 경우 렙틴이 많이 분비돼도 제 기능을 하지 못한다는 것을 알아냈다. 렙틴이 아무리 분비돼도 포만감이 생기지 않는 것, 렙틴 저항성이다. 비만 환자들은 렙틴 저항성을 가지고 있어서 오히려 더 포만감을 느끼기 어려운 몸으로 바뀐다. 그리고 필요한 열량을 다 섭취했는데도 배고픔은 가시지 않는 '거짓 배고픔'을 수시로 느끼는 것이다.

렙틴 말고도 거짓 배고픔을 만들어내는 호르몬이 하나 더 있다. 우리가 흔히 알고 있는 '인슐린'이라는 호르몬이다. 엄밀히 말하자면 인슐린보다는 인슐린을 과하게 분비시키는 음식 때문에 비만이 나타난다. 당지수가 높은 음식들은 빠른 시간에 인슐린이 과잉 분비되도록 만들어 거짓 배고픔을 느끼게 한다.

과학자들은 대부분 식품들의 당지수를 조사해 구분해놓았다. 공복 상태에서 해당 식품 100그램을 먹이고 30분 후 혈당치 상승률을 검사해 당지수를 산출해냈다. 당지수가 높은 식품은 식후 혈당을 급격히 올린다. 일반적으로 60 이상이면 당지수가 높은 식품으로 분류한다. 55 이하의 당지수가 낮은 식품들은 식후 혈당의 변화를 적게 가져온다. 당질의 흡수 속도가 낮은 식품들이다.

혈당이 급속하게 올라가면 우리 몸은 인슐린을 과하게 분비해 높아진 혈당을 정상치로 돌려놓으려고 한다. 인슐린은 혈당을 세포로 이동시키기 위해 열심히 일을 한다. 그러면 급속하게 올라간 혈당이 또 급속하게 떨어진다. 포만감을 느낀 것 같은데 돌아서면 다시 허기가 느껴지는 상태가 된다. 몸에는 충분한 에너지원이 있지만 이들을 세포로 옮겨버리니 갑자기 또 배가 고파지는 것이다. 흔히 "밀가루 음식을 먹으면 금방 배가 꺼져."라고 이야기한다. 우리가 밀가루 음식을 먹고 허기를 느끼는 것은 밀가루 음식이 칼로리가 적어서가 결코 아니다. 밀가루 음식의 당지수가 높아 인슐린이 급격히 분비되니 그에 따라 혈당이 급격하게 떨어지기 때문이다. 혈당이 떨어져 거짓 배고픔을 느끼면 식욕도 다시 돌아온다.

당지수가 높은 대표적인 식품은 흰빵, 흰쌀밥, 칼국수, 콜라, 초콜릿바, 떡, 감자튀김 등이다. 당지수가 낮은 식품은 녹색채소류, 토마토, 현미, 통곡물 등이다. 거짓 배고픔에 속지 않기 위해서 무엇을 먹어야 할지 고민해보자.

비만을 부르는 호르몬 질환들 알아보기

"호르몬 이상 때문에 비만이 생긴다."라고 하면 놀라는 이들이 있다. 동창회에서 만난 후배도 그중 한 명이었다.

후배의 외모는 누가 봐도 이상하리만큼 변해 있었다. 잦은 회식 때문이라고는 하지만 배가 유난히 불룩하게 나와 있었다. 거기다 얼굴은 보름달처럼 둥글게 퍼졌고 배에 비해서 팔과 다리는 너무 가늘었다. 가는 팔다리를 휘젓는 모양이 설핏 거미와 같았다. 지나가는 말로 "건강은 괜찮냐?"고 물어보니 "요즘 회사가 인수합병 되는 상황이라 중간관리자로 고충이 말이 아니다."라고 하소연을 했다. 모임을 마칠 즈음에 비만도 호르몬 이상 질환으로 나타날 수 있는 증상이라고 설명하고 "바쁘더라도 병원에 꼭 한번 들르라."고 인사를 했다. 후배는 가볍게 흘려듣는 것 같았다. 그렇게 모임이 끝나고 3~4달이 지났을까. 마지막 진료를 보고 잠시 쉬고 있을 때 후배가 병원을 찾아왔다. 아주 초췌한 얼굴로 말이다. 후배는 건강검진 결과 고혈압과 당뇨 진단을 받았다고 했다. 그제야 내가 한 이야기가 떠올라 혹시나 하는 마음으로 찾아왔다고 했다. 우선 후배의 혈압과 당뇨 등을 다시 한 번 체크하고 종합검진을 다시 실시했다. MRI를 통해 호르몬 분비를 관장하는 뇌하수체 전엽에 양성 종양이 있는 것을 확인했다.

진료실을 찾는 환자들 중에 "나잇살인가? 요즘 특별히 많이 먹지도 않았는데 살이 쪘다."고 말하는 이들이 있다. 흔한 건 아니지만 이들 중 일부는 호르몬 이상에 의해 비만이 생긴 경우다. 다음은 비만을 일으키는 주요 호르몬 질환들이다. 살이 찌면서 다른 증상들도 나타난다면 병원을 찾아 호르몬 검사를 받아보는 것이 좋다.

갑상샘저하증

갑상샘은 음식물을 통해 섭취한 요오드를 이용해 갑상샘호르몬을 생성한 후 체내로 분비한다.

요오드는 갑상샘호르몬인 티록신을 합성하고 기초대사율 조절 단백질의 합성도 촉진한다. 중추신경계 발달에도 관여하는 중요한 성분이다.

갑상샘호르몬은 인체 내 모든 기관의 기능을 적절하게 유지시키는 기능을 하기 때문에 갑상샘의 기능이 저하되면 몸의 신진대사가 원활하지 못하게 된다. 피로가 쉽게 오고 식욕이 줄고 장운동이 느려져 변비도 생긴다. 당연히 섭취 에너지가 줄기 때문에 살이 빠져야 하지만 체내에 수분이 축적되어 몸이 붓는 일이 잦아진다. 비만 체형으로 변하기도 쉽다. 일차적으로는 약으로 치료할 수 있다.

쿠싱증후군

스트레스에 반응하는 호르몬인 코르티솔을 과다 분비시키는 중증 희귀 질환이다. 원인은 코르티솔의 분비를 관장하는 부신에 이상이 생긴 경우, 부신에 코르티솔 분비 신호를 내려보내는 뇌하수체 전엽에 이상이 생긴 경우, 체외에서 유입된 약물에 의해 코르티솔이 과다 분비된 경우 3가지로 분류할 수 있다.

쿠싱증후군 환자는 얼굴이 달덩이처럼 둥글게 되고 비정상적으로 목 뒤에 지방이 축적된다. 배는 지방이 축적되어 뚱뚱해지는 반면 팔다리는 오히려 가늘어지는 중심성 비만이 나타난다. 얼굴이 붉고 피부가 얇아지며 혈압 상승과 혈당 상승, 골다공증, 골절과 같은 신체 변화가 동반된다. 우울증을 일으키기도 하고 여성의 경우에는 월경 장애가 있을 수 있다.

치료로 부신이나 뇌하수체에 생긴 종양을 제거하거나, 쿠싱증후군의 원인인 코르티솔(당질 코르티코이드)과 같은 스테로이드 약물 복용을 중단한다.

우울증

뇌 내 신경전달물질인 세로토닌의 저하 등으로 우울증이 생기면 비만에 걸리기 쉽다.

세로토닌은 단백질을 구성하는 아미노산 중 하나인 트립토판에서 유도되는 물질로 동물의 위장관, 혈소판, 중추신경계에서 볼 수 있다. 평상심을 잘 유지하고 행복감을 느끼는 데 기여하는 호르몬으로, 부족하면 무가치감, 고립감, 허무감, 죄책감 등이 동반되어 나타나고 모든 욕구가 감퇴되며 소화 장애가 생긴다. 폭식이 나타나기도 한다.

세로토닌 저하로 인한 우울증은 에너지를 연소시키는 지방인 갈색지방의 활동을 억제해 비만을 부른다. 별 까닭 없이 1개월에 5퍼센트 이상 체중이 늘어나는 것이다. '뚱뚱하다'는 생각이 우울증을 유발하기도 하는데, 비만이 심해지면 우울증도 심해진다. 이 경우 심리 상담과 함께 우울증 치료제를 복용하는 것이 좋다.

비만 극복을 위한 호르몬 사용법

한번은 강의를 듣던 한 여성이 "혹시 요즘 살이 찌는 이유가 호르몬 때문인지 궁금해졌다."며 진료실을 찾아왔다. 폐경기를 맞은 이 여성은 엉덩이와 허벅지에 살이 많은 하체 비만이 두드러졌다. 젊었을 때는 괜찮았는데 최근 들어서 하체 비만이 나타났다고 했다. 운동도 하고 채소 위주로 식단 조절도 했는데 살이 빠지지 않자 호르몬 질환을 의심하게 됐다는 설명이었다.

간단한 혈액검사를 했는데 모두 정상으로 나왔다. 하지만 문진을 하는 동안 갑상샘 기능 저하와 여성호르몬인 에스트로겐의 과다 분비가 의심되었다. 보통 폐경을 하면 에스트로겐이 감소하는 것으로 알려져 있지만 분비 자체가 사라지는 것은 아니다. 폐경 후에도 에스트로겐의 한 종류인 에스트론이 분비된다. 폐경 이후 에스트론은 주로 체지방에서 분비된다. 여성들에게 체지방이 몰려 있는 부위는 주로 허벅지와 골반이다. 최근 살이 찐 허벅지와 골반에서 에스트로겐이 과다하게 분비돼 갑상샘 기능을 방해한다는 의심을 하게 됐다.

여성 환자에게 성호르몬의 균형을 맞추고 갑상샘 기능을 회복하기 위한 식단을 제안했다. 갑상샘의 기능을 방해하는 것은 과다한 에스트로겐이다. 에스트로겐과의 균형을 맞추기 위해 프로게스테론의 기능을 높이는 영양제의 복용을 권했다. 또한 미역, 파래, 김 등 갑상샘호르몬의 재료가 되는 해조류를 많이 먹고 곡물 섭취를 줄이고 신선한 채소와 살코기 위주로 먹으라고 권했다. 그랬더니 체중이 점차 줄어들었다.

이처럼 호르몬은 비만의 원인이 되기도 하고 비만을 해소하는 방법이 되기도 한다. 일반적으로 비만과 관련된 호르몬의 역할은 크게 2가지다. 첫째는 섭취한 음식을 에너지원으로 바꾸는 것이고, 둘째는 섭취한 음식을 에너지원으로 사용하지 않고 저장할지를 결정하는 것이다. 호르몬 이상으로 인해 비만이 나타날 수도 있고 비만으로 인해 호르몬 이상이 나타날 수도 있다. 이때 균형점을 찾아 호르몬이 정상적으로 분비되도록 해주면 자연스럽게 체중이 빠지면서 건강이 회복된다.

모아둔 체지방을 에너지원으로 적절히 사용하기 위해서는 지방 분해효소인 리파아제lipase의 역할도 중요하다. 이 효소는 호르몬에 매우 민감해서 갑상샘호르몬, 아드레날린, 글루카곤에 의해 그 기능이 활성화되고 인슐린과 렙틴에 의해서 기능이 저하된다. 이 효소가 부족하면 기름진 음식을 소화하지 못하고 체지방을 줄이기도 어렵다. 실제로 비만 환자들의 경우 혈액검사를 해 보면 이 효소가 부족한 것으로 나타난다.

비만 호르몬
vs
다이어트 호르몬

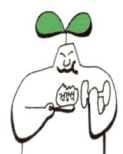

호르몬이 어떻게 체지방을 늘릴까?

이 장에서는 체지방을 늘리는 호르몬과 줄이는 호르몬을 소개하려고 한다. 호르몬들이 원활히 분비되고 균형을 맞춘다면 비만 탈출도 어려운 일은 아니다. 다만 체지방을 늘리는 것은 나쁜 것이고 줄이는 것은 좋은 것이라는 이분법적 사고를 갖는 것은 주의해야 한다. 모든 호르몬은 우리 몸에 꼭 필요한 것들이다. 호르몬은 다른 호르몬 및 우리 몸과 끊임없이 상호작용하면서 균형을 찾아간다. 잘못된 생활 습관 때문에 깨진 호르몬 균형을 되돌리는 것이야말로 건강의 시작이다. 건강을 되찾는다면 비만이라는 하나의 질병, 하나의 증상은 자연스럽게 치료될 것이다.

식욕을 느끼게 하는 그렐린

그렐린은 시상하부를 자극해 식욕을 느끼게 하고 탄수화물을 에너지원으로 사용하도록 하는 호르몬이다. 낮에는 적게 분비되고 잠자는 동안에 많이 분비되면 좋겠는데 안타깝게도 밤 10~11시에 많이 분비되는 특징이 있다. 야식의 유혹을 일으키는 주범이라고 할 수 있다. 식이섬유가 많이 들어간 음식은 그렐린이 너무 급격하게 분비되지 않도록 한다. 또한 잠들기 3시간 전에는 식사를 끝내야 그렐린과 성장호르몬의 분비가 늘어난다. 그렐린은 성장호르몬의 분비를 촉진해 체지방을 줄이는 효과도 있다.

양면성을 가진 코르티솔

스트레스 호르몬이라 불리는 코르티솔은 스트레스에 처했을 때 스스로를 보호하기 위해 분비되는 호르몬이다. 기본적으로 스트레스 상황을 이겨내기 위해 일시적으로 분비되어야 하며, 코르티솔이 과잉 분비되는 경우 문제가 생길 수 있다. 코르티솔은 세로토닌의 생성을 방해해 우울증을 일으키거나 멜라토닌을 방해해 불면증을 일으키기도 한다. 호르몬의 원재료인 콜레스테롤을 과다하게 사용해 성호르몬의 생성을 저해하기도 한다.

비만의 입장에서 본다면 코르티솔은 식욕을 감소시키는 호르몬의 분비를 억제시켜 과식을 유발하고 혈당과 혈압을 상승시킨다. 특히 코르티솔은 다리 근육을 분해해 혈당을 만들기 때문에 복부에만 살이 찌는 경향이 나타나기도 한다. 복부 비만은 심장병과 당뇨의 위험을 높이는 아주 위험한 질병이다.

포도당을 저장하도록 하는 인슐린

인슐린은 살이 찌고 빠지는 데 가장 큰 영향력을 미치는 호르몬이다. 이자에서 분비된 인슐린은 보통 식후 3시간이 지나면 활성화되는데, 너무 많이 분비되거나 적게 분비되면 생명에까지 지장을 줄 수 있다. 장수하는 사람들은 인슐린 수치가 낮다는 공통점이 있다.

인슐린이 관리하는 포도당은 크게 3가지 형태로 진행된다. 첫째는 에너지원으로 바로 사용되도록 혈당으로 바뀐다. 둘째는 간과 근육에 글리코겐 형태로 저장되어 혈당이 다 소모되면 에너지원으로 사용된다. 셋째는 중성지방으로 바뀌어 지방세포에 저장된다.

고탄수화물 음식, 설탕, 청량음료, 트랜스 지방, 감자, 식품첨가물을 많이 먹거나 과도한 스트레스를 받으면 인슐린이 과다 분비된다. 운동을 전혀 하지 않는 생활도 인슐린 과다를 불러온다. 인슐린이 포도당을 많이 저장하면 할수록 비만, 피부 늘어짐, 여드름, 만성피로, 성욕 감퇴, 당뇨, 심장병, 고혈압, 고콜레스테롤, 생리불순과 불임, 자궁근종 등의 질환이 나타날 위험이 커진다.

부족하면 에너지대사가 느려지는 갑상샘호르몬

갑상샘호르몬은 신진대사를 조절하는 가장 중요한 호르몬이다.

체중뿐 아니라 에너지 조절, 뇌 기능, 면역 기능, 콜레스테롤 기능, 혈압 등 모든 인체 활동에 관여한다.

갑상샘호르몬이 충분히 분비되지 못하면 몸 전체에 살이 찐다. 기초대사율과 체온 등이 낮아져 에너지 소비가 최소화되면서 지방이 축적되기 때문이다.

갑상샘호르몬 분비 저하는 간단히 체온으로 체크해볼 수 있다. 3~4일 체온을 측정했는데 평균 36.4도 이하라면 병원을 찾아야 한다.

여성을 살찌우는 에스트로겐

여성호르몬의 대표 주자인 에스트로겐은 여성의 아름다운 몸매를 만들어주고 교감신경, 체지방 감소, 심장병 예방, 인슐린 저항성에도 관여한다. 에스트로겐은 세 종류로 구분할 수 있는데 우리가 흔히 알고 있는 에스트로겐은 난소에서 분비되는 에스트라디올로 여성 신체의 특징을 만들어낸다. 임신 중에는 에스트로겐 중 에스트리올이 분비되고, 폐경 이후에는 체지방에서 에스트론이라는 호르몬이 분비된다. 에스트로겐이 많아지면 체지방이 늘어난다. 가축을 사육할 때도 에스트로겐 호르몬을 보충해 살을 찌운다. 중요한 것은 폐경 이후 난소 기능이 떨어지면서 체지방에서 에스트론을 분비하는 경우다. 체지방이 많아지면 호르몬이 더 많이 분비되고 호르몬 분비가 많아지면 체지방이 더 쌓이는 악순환이 되풀이된다.

과다한 에스트로겐 분비는 갑상샘저하증을 일으키기도 한다.

호르몬은 어떻게 체지방을 줄일까?

포만감을 느끼게 하는 렙틴

허기를 느끼면 끊임없이 먹을 것을 찾는다. 포만감을 느끼면 사람들은 숟가락을 내려놓는다. 그러므로 포만감을 느끼는 것은 체지방 감소에서 매우 중요한 포인트다. 포만감을 느끼게 하는 것은 렙틴 호르몬이다. 렙틴은 식욕을 조절하는 것은 물론이고 내장 기관이나 피부 밑에 얼마의 지방을 저장할 것인지를 결정하고 조절한다.

지방세포가 가득 차면 지방세포에서 렙틴이 분비된다. 뇌는 렙틴의 증가를 인지하고 식욕을 억제한다. 하지만 비만한 사람들은 렙틴이 많은데도 식욕이 억제되지 않았다. 렙틴 저항성이 생겨 렙틴의 증가에도 식욕이 전혀 줄지 않은 것이다. 고도 비만의 경우 렙틴이 제 역할을 하지 못한다고 봐야 한다.

저장된 에너지를 쓰게 하는 글루카곤

글루카곤은 인슐린과 반대의 작용을 하는 호르몬이다. 혈당이 낮거나 음식을 5~6시간 이상 먹지 않아 공복 상태가 되면 이자에서 글루카곤을 분비한다. 글루카곤은 몸속 지방을 포도당으로 바꿔 에너지원으로 사용하도록 한다. 혈당이 부족해야 분비가 되지만 항상 혈당이 넘치는 현대인에게는 정상적으로 분비되지 않는다.

무엇보다 이자는 인슐린과 글루카곤을 동시에 분비할 수 없다. 살찐 사람은 인슐린만 많이 나오고 글루카곤은 적게 나오기 때문에 체지방을 줄이기가 쉽지 않다. 저지방 식단이라도 고탄수화물 음식, 설탕이 많이 들어간 음식, 잦은 간식을 먹게 되면 글루카곤은 분비되지 않는다. 글루카곤을 안정적으로 분비하기 위해서는 적당량의 지방과 단백질이 포함된 식사를 천천히 소화시키도록 해야 한다.

활력을 불어넣고 근육을 만드는 성장호르몬

성장호르몬은 키를 크게 하는 호르몬으로 잘 알려져 있지만 젊음과 건강을 유지하기 위해 성인에게도 꼭 필요한 호르몬이다. 체지방은 성장호르몬 분비를 억제하는 가장 큰 요인으로 알려졌다. 체지방이 많을수록 성장호르몬의 분비량은 줄어든다. 또한 코르티솔도 성장호르몬의 기능을 방해한다. 코르티솔과 인슐린 수치가 높으면 성장호르몬이 부족한 것과 같은 결과를 가져오는데, 나이가 들수록 성장호르몬 분비는 줄어들지만 인슐린 분비는 같거나 늘어나기 때문에 살이 찐다. 운동이 다이어트에 중요한 이유는 성장호르몬의 분비를 촉진하기 때문이다. 성장호르몬 분비에는 유산

소운동보다는 근력운동이 더 효과적이다.

몸과 마음의 젊음을 유지하는 DHEA

DHEA는 에스트로겐과 테스토스테론의 원재료로 부신과 뇌에서 분비된다. 소아기부터 생산되다 사춘기 때 급속도로 생산이 증가하며 20대에 최고 혈중 농도에 도달한다. 이후 줄어들기 시작하는데 일반적으로 1년에 2퍼센트씩 감소한다. 동물실험에서 DHEA가 당뇨, 비만, 암, 심장병을 예방하는 것으로 알려졌으며, 사람에게도 피로, 우울증, 골다공증 개선에 도움을 주는 것으로 나타났다. 고탄수화물 음식과 설탕, 트랜스 지방은 DHEA 부족을 일으키기 때문에 주의해야 한다.

근육과 뼈를 키우는 테스토스테론

테스토스테론은 근육량, 체지방 감소, 근력, 뼈 질량, 성욕, 정자의 활동 등에 관여하는 호르몬으로 남성호르몬으로 알려져 있지만 여성에게도 존재해 영향을 미친다. 테스토스테론이 많이 분비되면 에너지 대사가 활발해진다. 나이가 들수록 감소하는데 남성들도 적게 분비되면 남성 폐경기를 겪는다. 흔히 결혼 후 남성들이 살이 찌는 경우가 많은데 그 이유 중 하나가 성생활을 통해 테스토스테론이 소비되면서 체지방을 조절하던 기능이 떨어지기 때문이다.

다이어트를 위한 호르몬 요법은 따로 있다

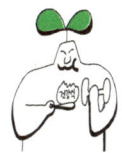

하루 세끼로 시작하라

인간의 몸은 항상성을 유지하도록 세팅돼 있다. 체온도 혈액 속 성분도 일정한 상태를 유지해야 한다. 인류는 아주 오래전부터 하루에 세끼를 먹는 형태로 진화해왔다. 세끼를 먹는 이유는 잠과도 관련이 있다. 잠을 자는 7~8시간 동안 인체는 아무런 영양분도 받아들이지 못한다. 첫 끼니인 아침 식사는 혈당을 유지하기 위해 꼭 필요하다.

그런데 최근에는 아침 식사가 필요 없는 식사로 전락했다. 특히 비만 해결을 위해 다이어트를 하는 이들 중에는 아침 식사를 하지 않는 이들이 대다수이다. 한 끼라도 줄여서 에너지 섭취량을 줄이겠다는 이들도 있다. 하지만 이는 반드시 바로잡아야 할 잘못된 생각이다. 아침 식사를 건너뛰면 식욕을 자극하는 호르몬이 시도 때도 없이 나와서 마구 먹게 된다. 아침 식사를 건너뛰고는 비만을 부르는 나쁜 식습관을 절대 고칠 수 없다. 한 실험에서는 체질량지수 30 이상인 고도 비만 환자 10명에게 하루 세끼를 꼬박꼬박 먹도록 해서 비만이 개선된 것이 확인됐다. 실험 참가자들은 간식과 야식은 먹지 않고 하루 세끼를 먹는 형태로 식단을 바꿨다. 액상 과당과 트랜스 지방이 포함된 인스턴트 음식도 먹지 않았다. 비교적 짧은 2주 만에 10명의 고도 비만 환자들의 평균 체중이 1.8킬로그램이나 줄었다. 체지방량도 37.5퍼센트에서 27.3퍼센트로 줄어들었다.

놀라운 것은 2주의 실험 후 렙틴의 분비량도 줄었다는 점이다. 실험 전 평균 14.2ng/mL이던 렙틴의 분비량이 12.5ng/mL로 줄었다. 식욕을 자극하는 수준, 배가 고프다고 생각하는 빈도도 줄었다.

비만을 해소하는 과정에서 음식의 양과 질을 조절하는 것은 큰 의미가 있다. 하지만 하루 세끼라는 틀을 지키고 유지하는 것이 우선이다. 하루 세끼, 특히 아침 식사를 하게 되면 호르몬 균형이 돌아오면서 식욕 자체가 줄어든다. 야식을 먹는 습관도 고칠 수 있다. 다이어트를 위해서는 아침밥부터 먹어야 한다.

비만 호르몬을 억제하는 음식을 먹어라

거친 음식 하면 현미 등 가공되지 않은 곡류, 채소, 견과류 등이 떠오른다. 이런 음식들은 우리 몸에서 비만 호르몬의 활동을 억제해준다. 살이 빠지면서 건강도 회복시켜준다.

반대로 거칠지 않은 음식은 비만 호르몬의 활동을 증가시키고 살을 찌운다. 건강을 악화시키는 많은 질병을 일으키기도 한다. 비만에 나쁜 음식을 꼽으라면 단연 당지수가 높은 음식을 들 수 있다. 특히 쌀을 갈아 만드는 쌀가루와 밀을 갈아 만드는 밀가루가 대표적이다. 밀가루와 쌀가루로 만들어진 국수와 빵, 밥 등의 음식을 살펴보자. 밀이나 쌀이 도정되어 가루로 만들어지는 과정에서 섬유질과 필수아미노산은 물론 비타민과 무기질이 파괴된다. 국수와 빵, 밥의 원재료인 밀과 쌀은 고탄수화물 식품이다. 그런데 인간의 체세포 표면은 탄수화물, 단백질, 지방이 6대 2대 2로 돼 있다. 이 구성 비율에 맞게 음식이 들어와야 세포가 잘 만들어지고 잘 유지된다. 탄수화물만 70~80퍼센트를 섭취하는 것은 우리 몸에 무리가 된다. 세포 구성에 무리가 있다.

가루를 이용해 만드는 음식의 특징은 대부분 탄수화물 음식이라 당지수가 높다는 것이다. 식빵의 당지수는 91, 바게트 빵은 93, 라면은 73, 흰밥은 85다. 당지수가 높은 음식들은 에너지화되는 속도도 빨라서 혈당을 빠르게 치솟게 하고 공복감도 금방 찾아오게 한다. 높은 당지수는 당뇨병을 유발하기도 하는데, 이자를 자극해 인슐린을 필요 이상으로 많이 분비하게 하기 때문이다. 인슐린을 과잉 분비하면 이자는 쉽게 피로해진다. 당뇨병 발병 요인을 가진 사람들은 가루를 이용한 음식을 멀리해야 한다.

당지수가 높은 음식들은 지방간도 일으킨다. 당지수가 높은 식품을 먹으면 인슐린 분비가 증가하는데 이때 뇌는 체내에 지방을 저장하라는 명령을 내린다. 이에 따라 포도당으로 지방을 만들어내면 간에 집중적으로 지방이 쌓이게 된다. 이런 이유로 매일 국수나 흰 쌀밥만 먹는다는 사람들에게서도 지방간이 나타나는 것이다.

가루를 이용한 음식과 함께 비만에 안 좋은 음식을 꼽으라면 기름기가 많은 고기를 들 수 있다. 입에서 살살 녹는다고 하는 삼겹살이나 쇠고기 안심과 같은 고기는 단백질 음식이라기보다는 지방 음식일 뿐이다. 이들은 대표적인 고열량 음식으로 포화지방이라는 끈끈한 기름이 많이 포함돼 있다. 이 끈끈한 지방은 세포의 세포막을 형성하는 지방산으로 대사된다. 세포막은 세포를 싸고 있는 막으로 세포의 모든 기능을 원활하게 해주는 중요한 역할을 한다. 그런데 이 세포막에 끈적끈적한 지방 성분이 들어간다고 생각해 보라. 세포 안과 밖의 정보 교환이나 영양물질의 이동에 문제가 생기고 만다. 결국 호르몬들의 원활한 분비와 수렴이 어려워지고 세포의 기능 저하로 이어진다.

설탕이 많이 들어간 단 음식과 자극적이어서 입맛을 돋우는 짠 음식도 비만에 좋지 않다. 단 음식과 짠 음식은 비만 호르몬을 활성화시켜 우리의 건강을 위협한다. 외식이 과식을 부르는 이유 중 하나가 '집밥보다 맛이 있어서'인데, 외식 음식의 공통적인 특징이 모두 달고 짠 자극적인 음식이라는 것이다. 이러한 음식을 배불리 먹으면 우리 몸은 소화와 지방 축적을 위해 소화 장기와 호르몬 분비 장기들을 혹사시킨다. 같은 칼로리라도 설탕, 물엿, 꿀 등 단순당이 들어간 음식보다는 현미밥, 잡곡밥 등 복합당이 들어간 음식이 좋다. 이런 음식은 혈당을 천천히 높여서 인슐린 분비를 쉬게 하고 식욕을 자극하는 그렐린의 분비도 더디게 한다. 식이섬유소가 풍부한 음식은 포만감을 오랜 시간 느끼게 해 비만에 좋다. 물론 비타민과 무기질이 많아 건강에도 좋다.

운동은 호르몬을 활성화시킨다

운동은 참 힘들다. "러닝머신에서 30분만 뛰면 죽을 것 같다."는 이들도 많다. 운동 말고 다른 방법을 알려달라는 환자들도 많이 있을 정도다.

  운동량에 따른 다이어트 효과를 놓고 보면 비만 환자들이 살을 빼는 데 운동이 최고의 방법은 아니다. 한 시간 내내 수영을 해야 500칼로리가 소모된다. 두 시간을 죽어라고 달려야 600~700칼로리가 소모된다. 라면 한 그릇이면 채워지는 열량이다. 몸무게 1킬로그램(지방 1킬로그램)을 빼려면 7,000~9,000칼로리를 소모해야 하는데 수영을 14시간 동안 해야 소모할 수 있는 칼로리다. 그러니 운동만으로 살을 뺀다는 것은 매우 힘든 일이다. 체중 감량을 전문으로 도와주는 영양사들도 비만 치료에는 식이 조절이 가장 중요하다고 말한다.

그런데 의사나 영양사, 개인 트레이너들은 왜 운동을 꼭 해야 한다고 할까? 그건 활력을 잃지 않고 살을 빼기 위해서다. 활력을 유지하는 것에는 호르몬의 균형 회복과 적절한 분비도 포함된다.

운동생리학이라는 학문이 있다. 단시간 혹은 장시간의 운동 자극에 대한 인체 반응 및 적응 과정을 분석하는 것을 목표로 하는 스포츠 과학이다. 운동생리학에서는 운동과 호르몬의 관계를 다음과 같이 설명하고 있다.

> 운동 시 대사 조절 : 많은 호르몬은 간뇌에 있는 시상하부의 활동에 의해 그 분비가 조절되고 있다. 간장에서의 글루코오스 방출은 카테콜아민, 코르티솔, 글루카곤 등에 의해 촉진되고, 지방세포에서의 유리지방산 방출은 카테콜아민, 코르티솔, 성장호르몬 등에 의해 촉진된다. 운동 중에는 이들 호르몬 분비량이 증가하고 혈중 글루코오스와 혈중 유리지방산 농도가 높아진다. 근육은 이들을 세포 내부로 흡수하여 운동에 필요한 에너지를 조달한다.

풀어서 설명하자면 호르몬의 상당 부분은 시상하부에 의해 분비가 촉진된다. 부신수질에서 분비되는 도파민, 노르아드레날린, 아드레날린과 코르티솔, 글루카곤에 의해 포도당이 방출된다. 또한 도파민, 노르아드레날린, 아드레날린과 코르티솔, 성장호르몬에 의해 지방도 방출된다. 운동을 하면 호르몬 분비량이 늘어 혈액 내의 포도당과 지방의 수치가 높아진다. 근육은 이들을 세포로 흡수해 필요한 에너지로 사용한다. 그러면서 살이 빠진다. 운동 시 대사 조절은 이렇게 진행된다.

호르몬 입장에서 보면 운동은 도파민, 노르아드레날린, 아드레날린, 코르티솔, 글루카곤, 성장호르몬의 분비를 촉진한다. 운동 시 분비된 호르몬은 적정한 시기가 지나면 소진된다. 하지만 분비되는 시점에서 호르몬들은 몸의 장기들을 활성화시키고 감정과 기분을 더 좋게 만든다. 이로 인해 운동을 하면 하루 종일 상쾌하고 컨디션이 잘 유지된다.

일례로 운동은 남성호르몬도 활성화시킨다. 2014년 6월에 인제대학교 서울백병원 비뇨기과 박민구 교수는 운동이 남성 갱년기 환자들에게 남성호르몬 치료 효과를 높인다는 연구결과를 발표했다. 운동 치료와 남성호르몬 치료를 병행했을 때 치료 효과가 증가했으며 효과의 지속성도 향상됐다고 밝혔는데, 남성 갱년기 환자 50명을 대상으로 3개월간 치료 효과를 분석한 결과 호르몬 보충 요법만 시행한 환자군에서는 남성호르몬 수치가 치료 전보다 97퍼센트 증가한 반면 운동 치료와 호르몬 치료를 병행한 환자군에서는 치료 전보다 145퍼센트 증가해 평균 48퍼센트 이상 호르몬 수치가 증가했다고 밝혔다. 연구 결과 남성 갱년기 치료 시 개별적인 맞춤 운동을 하는 것이 호르몬 보충 요법의 효과를 더욱 증대시키고 호르몬 보충 요법을 중단한 뒤에도 그 효과가 잘 유지된다고 나타났다.

중간 정도의 강도로 일정 시간 운동을 하면 중추신경계에서 마약 성분과 비슷한 피오이드펩티드와 노르아드레날린이 분비돼 우울증이 약화된다는 보고도 있다. 적절한 운동은 잠자고 있는 우리 몸의 호르몬을 자극해 건강하고 활력이 넘치는 생활을 유지하도록 해준다. 호르몬의 활성화를 위해서 운동은 꼭 필요하다.

미인은 잠꾸러기, 잘 자면 슬림해진다

비만한 사람들은 알고 있다. 밤늦게까지 잠을 자지 않거나 덜 자면 이상하게도 살이 찐다. 몸은 천근만근 무거운데도 자꾸 먹을 것에 손이 가고, 많이 먹는데도 이상하게 힘이 나지 않는다. 왜 그럴까? 수면 부족이 호르몬의 활동을 저해하기 때문이다.

일단 늦게까지 자지 않고 생활하면 깨어 있는 시간이 길어진다. 눈을 뜨고 있는 동안 우리 몸은 잠을 잘 때보다 훨씬 많은 에너지를 소비한다. 쉽게 배가 고파지고 먹을 것에 손이 가게 된다. 늦은 시간일수록 야식의 유혹은 더욱 강렬해진다. 맵고 짜고 달고 기름진 음식이 자꾸 생각난다. 음식을 먹고 나면 더 열심히 일을 하거나 공부를 할 수 있을 것 같다. 그래서 먹는다.

섭취한 음식을 소화하기 위해 몸 안의 혈류는 뇌가 아니라 소화기관으로 이동한다. 피가 소화기관으로 쏠리면서 뇌에는 피가 부족해진다. 혈류량이 줄어든 뇌는 활동이 둔해진다. 야식으로 인해 졸음이 몰려와 잠에 빠지는 것은 시간 문제다. 이런 수순으로 들어온 열량은 그대로 체지방이 되어 쌓인다. 비만이 가속화된다.

야식을 하지 않더라도 늦게까지 잠을 자지 않는 것만으로 비만이 진행되기도 한다. 비만을 예방하는 호르몬 중에는 성장호르몬이 있다. 보통 12~2시 사이에 잠을 자야만 성장호르몬의 분비가 원활해진다. 잠을 자지 않으면 성장호르몬의 분비가 위축된다. 또한 잠을 자지 않으면 비만을 일으키는 호르몬들의 활동이 가속화된다. 수면이 부족하면 식욕을 높이는 그렐린 호르몬은 더 많이 분비되고 식욕을 감소시키는 렙틴은 일시적으로 감소한다. 먹어도 포만감이 느껴지지 않기 때문에 쉽게 과식하게 된다.

잠이 부족하면 인슐린에 대한 세포의 민감성도 40퍼센트 정도 떨어진다. 음식을 통해 들어온 탄수화물이 포도당으로 소화가 돼도 포도당을 세포 내로 받아들이지 못한다. 포도당을 싣고 온 인슐린을 제대로 인식하지 못하기 때문이다. 이를 인슐린 저항성이라고 한다. 한번 인슐린 저항성이 생기면 세포에 에너지가 부족해지기 때문에 먹어도 계속 먹고 싶은 상태가 된다. 많이 먹어도 세포에서 이를 이용하지 못하는 상황(인슐린 저항성)이 되면 혈액 내에 포도당이 많아지는 당뇨가 발생하기 쉽다.

수면 부족은 호르몬 분비와 같은 내분비 기능을 교란시키고 혈당 대사에 악영향을 미친다. 늦게 자고, 피로가 해소될 정도로 자지 못하는 나쁜 수면 습관은 일차적으로는 비만을 일으키고 나아가 비만으로 인한 합병증으로 몸을 병들게 한다. 비만을 예방하고 해소하기 위해서는 피로가 풀릴 정도의 적정한 수면이 중요하다. 성장호르몬의 분비가 왕성해지도록 하기 위해서도 늦게 잠자리에 드는 나쁜 습관을 고쳐야 한다.

호르몬으로 해결한다 3

일생을 괴롭히는 스트레스

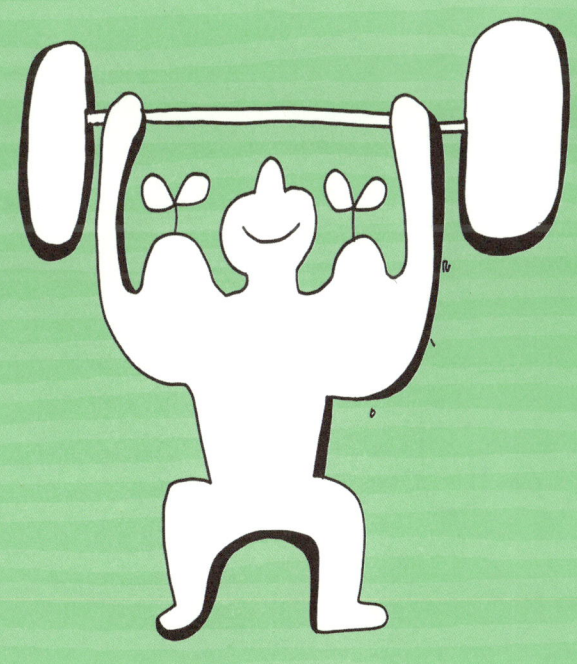

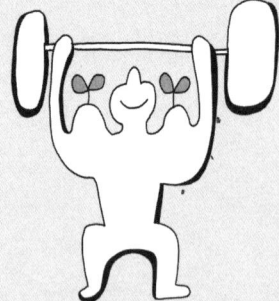

스트레스는 어떻게
내 몸을 망치는가?

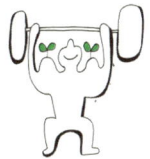

전쟁병을 아시나요?

얼마 전 공기업을 다니며 승승장구하던 한 후배가 찾아왔다. 남들보다 진급이 빨라 불과 마흔 나이에 부장으로 승진했다는 소식을 전해주던 후배였다. 그런데 후배의 낯빛이 썩 좋지 않았다. 걱정은 승진 회식 자리 이후에 시작됐다. 즐겁게 술을 마시고 돌아왔는데 다음 날 아침 온몸에 힘이 풀려 도저히 일어날 수가 없었다고 한다. 숙취 때문이라고 가볍게 넘겼으나 며칠이 지나도 컨디션은 회복되지 않았다. 급기야 마비가 일어났다. 가까운 종합병원에 가서 척추 MRI와 뇌파검사, 그 밖의 정밀 검사까지 했지만 특별한 이상은 나타나지 않았다. 가족들도 별거 아닐 거라고 후배를 안심시키려 했지만 체중이 많이 줄고 가슴 두근거림도 심해져 불안감이 커진 상태였다.

이야기를 듣다 후배의 목을 살펴보았다. 심하게 티가 날 정도는 아니지만 목 앞이 불룩하게 부어 보였다. 바로 진행한 호르몬 검사 결과 갑상샘항진증을 진단할 수 있었다.

갑상샘에선 갑상샘호르몬을 만들어낸다. 어릴 때는 뇌와 뼈의 성장, 신체의 전체적인 발육에 관여하고 어른이 된 후에는 신진대사를 조절해준다. 이 갑상샘호르몬 질환에 가장 크게 영향을 미치는 것은 스트레스다. 학계에서도 극도의 흥분과 긴장을 갑상샘호르몬 이상을 일으키는 제1요인으로 지목하고 있다. 실제로 제2차세계대전 중 런던이 폭격을 받고 전쟁 속 불안이 계속된 후에 갑상샘항진증 환자가 급증했다고 한다. 또 미국의 전 대통령 부시는 걸프전쟁을 계기로 갑상샘항진증에 걸렸다. 그래서 흔히 갑상샘 질환을 '전쟁병'이라고 부르기도 한다.

누군가 쳐들어올지도 모른다는 불안감에 휩싸이면 인체는 극도의 흥분과 긴장을 느끼게 되고 이를 해소하기 위해 과도하게 호르몬을 분비하게 된다. 과도하게 분비된 호르몬은 일차적으로는 호르몬 불균형에 따른 증상을 일으킨다. 호르몬 과잉이 계속되면 어느 순간부터 과도하게 분비되던 호르몬이 고갈돼 또다시 호르몬 불균형에 의한 질환을 앓게 된다.

40대에 갑상샘항진증을 앓게 된 후배는 거의 매일 야근을 했고

성과 중심의 직장 분위기 때문에 과도한 스트레스에 시달렸다. 남들보다 몇 배로 열심히 일해서 빠른 승진의 기회를 잡았지만 그만큼 몸도 마음도 피로했다.

갑상샘호르몬 수치가 너무 많이 올라가면 식욕은 여전하지만 체중이 준다. 당뇨병이나 암에 걸린 것은 아닌지 걱정하는 환자들도 있을 정도다. 긴장하거나 움직이면 가슴 두근거림이 심해지고, 더위를 유난히 많이 타고 땀을 많이 흘리는 증상이 나타난다. 심리적으로는 불안하고 초조한 마음이 계속되고 '예민하다'는 소리를 자주 듣게 된다. 손을 떨거나 근육에 힘이 빠지는 증상도 나타나고 주기적으로 다리에 마비가 오기도 한다. 더 심해지면 갑상샘이 부어 목 앞쪽이 불룩해지고 눈이 조금씩 앞으로 나오는 증상이 나타난다. 여성은 월경 양이 줄거나 무월경 상태가 되기도 한다.

호르몬 균형을 깨는 스트레스

스트레스라는 용어가 정의되고 본격적으로 우리 삶에 미치는 영향이 밝혀진 것은 1940년대 초다. 캐나다 의사 셀리에는 의학과 생리학 영역에서 최초로 스트레스 개념을 제시했는데, 현대에는 "외부 환경의 물리적, 심리적, 정신적 압력과 내부 보호 저항력 사이의 균형이 깨짐으로써 인간 개체의 보호 능력이 손상되어 변형된 상태이자 신체 및 정신적인 증상"이라고 정의하고 있다.

여성의 경우 스트레스를 받으면 가장 먼저 피부에 윤기가 없어지고 칙칙해 보이게 된다. 스트레스로 인해 뇌하수체에서 분비되는 멜라닌세포자극호르몬이 강하게 작용하면 단번에 피부가 칙칙해진다. 또한 난소의 기능도 떨어져 피부가 거칠어진다. 남성의 경우 피부보다는 머리카락이 더 많은 영향을 받는다. 스트레스 상황이 심해지면 흰머리가 나거나 탈모가 나타나고 바로 질병 단계로 나아간다.

이러한 변화는 시상하부-뇌하수체-부신을 거쳐 나타나는 일련의 반응으로 스트레스로 인해 단계적으로 나타난다. 이들 기관은 여러 가지 스트레스 호르몬을 분비하게 하고 신체를 긴장하게 만든다. 먼저 아드레날린 등의 교감신경 호르몬을 분비하면 심장이 빨리 뛰고 손이 축축해지며 얼굴은 빨개진다. 이후 부신은 코르티솔을 분비해 스트레스에 대응할 수 있는 화학적 반응을 일으킨다.

스트레스 호르몬을 분비하는 부신은 우리 몸에서 '면역의 요새'로 불리는 곳이다. 신장 위쪽에 엄지손가락만 한 크기로 붙어 있다. 겉과 속 모두에서 건강을 유지하는 데 꼭 필요한 그리고 매우 중요한 호르몬들을 분비하는데 이 호르몬들의 효능은 매우 강력한 공통점을 갖는다.

대표적인 호르몬이 앞에 언급한 부신피질에서 분비되는 코르티솔이다. 코르티솔은 면역력을 높여주고 염증을 억제함으로써 몸의 염증을 쉽게 가라앉힌다. 단백질대사에도 관여하며 지방을 태워 에너지대사를 촉진한다. 면역과 알레르기 반응도 억제해 몸이 최대한 스트레스 상황을 해소하는 데 집중하도록 한다.

알도스테론이란 호르몬은 체내 나트륨과 칼륨 대사에 작용한다. 몸속 나트륨과 칼륨 대사에 영향을 미치는 다른 요인들이 있지만 알도스테론의 영향력이 가장 강력한 것으로 알려져 있다. 항이뇨 호르몬이라 알려진 바소프레신과 함께 몸의 수분과 나트륨, 칼륨 등의 전해질을 조절한다. 따라서 혈압을 유지하는 데에도 크게 영향을 미친다.

아드레날린과 노르아드레날린은 뇌 내 전달물질로 알려진 호르몬으로 똑같은 성분이 부신에서도 생겨난다. 두 호르몬 모두 스트레스를 물리치는 기능을 한다. 대뇌피질을 흥분시켜 각성 상태를 유도하는데 그 때문에 사람들은 스트레스를 받으면 민감해진다. 또한 두 호르몬은 심장 박동을 빠르게 하고 동맥을 확장해 더 많은 산소가 운반되도록 한다. 그에 따라 심장과 근육은 짧은 순간에 더 많은 일을 해낼 수 있다. 두 호르몬은 또한 에너지원으로 쓰이는 글리코겐과 지방의 분해를 촉진해 혈압과 혈당을 상승시킨다. 순간적으로 에너지가 충만해진 몸은 스트레스에 더 잘 대응할 수 있게 된다.

이렇듯 다양한 호르몬을 쏟아내면서 부신은 매우 강력한 스트레스 방어 활동을 해낸다. 그러나 이것은 '급성 스트레스' 상황에서의 대처 방법이다. 급성 스트레스는 면역력을 높이고 에너지대사도 좋게 한다. 스트레스를 견디기 위해 몸을 더 좋은 상태로 만든다. 하지만 스트레스가 과하게 오면 우리 몸은 스트레스 호르몬의 과잉으로 여러 가지 부작용을 겪게 된다. 그리고 마지막에는 호르몬 고갈로 스트레스 상황에 전혀 대처할 수 없는 번 아웃burn out 상태에 빠지게 된다. 스트레스가 호르몬의 균형을 파괴하면서 건강 역시 파괴된다.

스트레스 수준이 급성일 때 부신은 갖고 있던 비타민C, 양질의 콜레스테롤 등 다양한 재료로 스트레스 호르몬을 만들어낸다. 코르티솔과 알도스테론, 아드레날린과 노르아드레날린은 일시에 상승했다가 다시 정상 수준으로 내려온다. 그런데 급성 스트레스 상황이 자주 반복적으로 나타나면 이런 호르몬들의 수치가 점차 정상보다 높은 수준으로 유지된다. 과하게 에너지대사가 일어나고 몸은 긴장을 늦추지 못한다. 그러니 신경은 곤두서고 몸도 쉽게 피곤해진다. 만성 스트레스로 코르티솔이 과다하게 분비되면 '쿠싱증후군'이라는 희귀 질환에 걸릴 수도 있다. 쿠싱증후군에 걸리면 얼굴이 달덩이처럼 둥글게 되고 팔과 다리는 이상하게 가늘어진다. 얼굴이 붉고 피부가 얇아지고 혈압 상승과 혈당 상승, 골다공증, 골절과 같은 신체 변화가 동반되기도 하므로 반드시 치료해야 하는 질환이다.

한편 스트레스가 만성이 되면 부신은 '적정한 수준'의 스트레스 호르몬을 만들어내지 못한다. 만성 단계로 넘어오면서 이미 스트레스 호르몬을 너무 많이 만들었기 때문에 재료의 고갈을 겪게 된다. 몸은 만성피로에 찌들고 의욕도 에너지도 상실한 상태가 된다. 번 아웃 상태에서 다양한 질병에 무방비로 노출되면 삶의 질은 급격히 추락한다.

노화도 질병도 막을 수 있다

TV 드라마를 보면 혈압이 올라간 환자가 뒷목이 뻣뻣하다며 목을 잡고 쓰러지는 장면이 흔하게 나온다. 그런데 의사로서 찬물을 끼얹자면 세상에 그렇게 쓰러지는 고혈압 환자는 없다. 고혈압은 소리 없는 살인자silent killer라는 별명이 붙은 병이다. 고혈압 자체로는 죽는 순간까지 통증이 없다. 고혈압 환자가 뒷목을 잡고 쓰러지는 이유는 고혈압 때문이 아니라 스트레스 때문이다. 엄밀히 말해 사람들을 쓰러뜨린 것은 혈압이 아니라 스트레스다. 머리가 아픈 것은 혈압과는 상관이 없고 그만큼 화가 난 것일 뿐이다. 머리가 아플 만큼 스트레스를 받은 것이다.

가슴이 답답하고 땀이 나고 얼굴이 화끈거리고 소화가 안 되고 소변이 자주 마렵고 혈압이 올라가는 것! 이상은 과도한 스트레스로 인한 호르몬 불균형을 경험하는 환자들이 호소하는 대표적인 증상들이다. 자신의 스트레스 정도를 파악해 스트레스 호르몬을 조절하는 능력을 키우는 것이 시급하다.

스트레스 자가 테스트

1. 최근 스트레스 상황을 자주 경험했다. ☐
2. 자주 피곤한데 특별한 이유를 알 수 없다. ☐
3. 잠이 잘 오지 않고, 잠이 들어도 중간에 깬다. ☐
4. 화남, 불안함, 우울함을 느낄 때가 많다. ☐
5. 이성과 성관계에 대한 관심이 급감했다. ☐
6. 사탕과 초콜릿 등 단것이 좋아지고 먹는 것에 욕심이 생겼다. ☐
7. 자주 잊어버리고 집중하는 데 어려움을 느낀다. ☐
8. 머리가 아프고 어깨와 목 등이 자주 쑤신다. ☐
9. 장에 가스가 찬 느낌이 들거나 트림이 자주 올라온다. ☐
10. 감기나 몸살 같은 잔병치레가 늘었다. ☐

- 3개 이하: 조절 가능한 스트레스 상황
- 4~6개: 급성 스트레스에서 만성 스트레스로 진행될 위험이 높음
- 7개 이상: 만성 스트레스로 인한 질병 발생 가능성 높음

진료실에서 환자들에게 스트레스로 인한 호르몬 이상에 대해 설명하고 스트레스 해소 방안에 대해 이런저런 이야기를 해주지만 환자들의 반응은 쉽게 듣고 넘기는 분위기일 때가 많다. 현실적으로 스트레스는 고혈압보다도 무서운 것이라고 강조해도 '어쩔 수 없는 것'으로 치부해버리기 십상이다. 그러나 오랜 진료 경험으로 미루어볼 때 스트레스를 잘 다스리느냐 못 다스리느냐는 심리적인

안정뿐만 아니라 육체적인 안정에도 지대한 영향을 끼친다. 스트레스를 다스릴 수 있다면, 엄밀히 스트레스 호르몬만 잘 다스릴 수 있어도 우리는 훨씬 젊고 건강한 몸을 유지하며 살 수 있다. 노화 방지와 질병의 예방 및 치료를 위해서 스트레스 관리는 반드시 필요하다.

솔루션 1. 스트레스 호르몬을 조절하라

'예방 의학' 차원에서 가장 중요한 3가지는 정신과 호르몬, 그리고 먹는 것이다. 개인적으로 셋 중에서 가장 중요한 것을 꼽으라면 단연 정신을 꼽겠다. 왜냐하면 정신이 우리 몸이 살아 숨쉬도록 하는 자율신경을 관장하기 때문이다. 자율신경인 교감신경과 부교감신경만 조화를 이뤄도 호르몬은 안정을 유지할 수 있다.

 스트레스를 받으면 호르몬의 중추인 뇌 안의 시상하부나 뇌하수체의 호르몬 분비 균형이 흐트러진다. 뿐만 아니라 스트레스 호르몬의 분비가 계속돼 부작용이 나타나고, 과잉 분비로 인한 고갈도 나타난다. 결론적으로 자율신경은 스트레스가 자주 오거나, 본인이 해소할 수 없는 강도로 계속 오거나, 갑자기 엄청난 양으로 오면 망가진다.

 스트레스 조절을 이야기할 때 가장 먼저 언급되는 호르몬은 단연 코르티솔이다. 내원 환자들을 살펴보면 급성 스트레스를 자주 경험하는 이들일수록 코르티솔 수치가 높게 나타난다. 스트레스가 계속돼 코르티솔 분비가 많아지면 불안과 초조를 느끼며 예민한 상태에 빠진다. 코르티솔 수치가 너무 높거나 낮을 때 병원에서는 부신 기능을 향상시키기 위해서 비타민C나 여러 가지 영양 성분을 섞은 정맥주사를 처방하기도 하는데, 일차적으로 중요한 것은 충분한 수분과 영양 섭취와 휴식이다.

스트레스 호르몬을 조절하기 위해서는 생활 리듬을 일정하게 유지하는 것도 중요하다. 인간의 생체 시계는 오랫동안 태양이 뜨고 지는 일주기에 맞춰져왔다. 생체 시계에 맞춘 생활 리듬을 유지하는 것은 생체 시계에 맞춘 호르몬 변화를 자연스럽게 받아들이는 가장 쉬운 방법이다. 균형 잡힌 식사, 충분한 휴식, 규칙적인 운동으로 코르티솔 수치를 적정하게 유지시킬 수 있다. 코르티솔이 정상 사이클로 돌아오는 것만으로도 혈중 콜레스테롤 농도와 혈당이 조절되고 뼈가 강화되며 면역 기능이 향상된다.

솔루션 2. 마음을 다스려 호르몬을 관리하라

라일밀러 박사는 미국에서 의사를 찾고 있는 환자의 75~90퍼센트가 스트레스에 의한 질병을 가지고 있다고 발표했다. 미국의 데이비스 연구소는 이 세상에서 사람들을 괴롭히는 스트레스의 종류가 16만 3342가지나 된다고 한다. 대부분의 사람들이 스트레스가 사방을 에워싸고 있는 세상에 살고 있다.

　스트레스 상황에서 마음을 다스리기란 쉬운 일이 아니다. 거기다 마음을 다스려 긍정적인 생각을 하고 웃기까지 하라고 한다면 '불가능하다.'고 쓴소리를 하는 이들도 있을 것이다. 하지만 스트레스 때문에 웃음이 사라지는 상황에서 웃음으로 스트레스를 극복한 사례들이 많이 나오고 있다. 다양한 실험과 사례를 통해 얼음을 녹이는 불같이, 마음을 녹이는 사랑같이 웃음이 스트레스를 녹인다는 것이 증명되었다. 물론 그 원인으로 호르몬이 자리 잡고 있다. 웃음은 아드레날린과 코르티솔 같은 스트레스 호르몬을 감소시키고 천연 엔도르핀과 세로토닌, 도파민 등을 분비시킨다. 이러한 호르몬 분비는 질병을 예방하고 치료하는 데 도움을 준다.

　대표적으로 세로토닌은 행복 호르몬으로 잘 알려져 있다. 일각에서는 세로토닌을 두뇌라는 오케스트라의 지휘자에 비유하는데, 분비량은 적지만 뇌 전체에 영향을 미치기 때문이다. 실제로 전체 신경 중 세로토닌을 분비하는 신경은 매우 적다. 하지만 세로토닌은 뇌 전체에 광범위하게 영향을 미쳐 건강과 감정 상태를 조절해준다. 일례로 세로토닌이 부족해지면 우리는 슬픔과 분노를 느끼며 매우 부정적인 상태로 빠져들게 된다. 무기력하고 허무해져 우울증을 겪다가 극단적인 선택을 하기도 한다. 그렇다 보니 세로토닌의 영향을 강화해주는 성분이 우울증 치료제로 각광을 받고 있다.

　또한 세로토닌은 의욕과 기쁨, 평화와 같은 긍정적인 각성 상태를 불러일으킨다. 이는 스트레스와 같은 흥분 작용에 의한 각성과는 다르다. 스트레스는 노르아드레날린 분비를 촉진함으로써 대뇌피질을 흥분시켜 사람들을 민감하게 만들고 집중력과 기억력을 떨어뜨리지만, 세로토닌은 조용하고 평온한 각성 상태를 만들어 집중력과 기억력을 높인다. 결과적으로 세로토닌이 충분히 만들어지면 우리는 평화롭고 기분 좋은 상태를 오래 유지할 수 있다.

도파민은 의욕을 불러일으키는 호르몬으로 '사랑과 창조의 호르몬'으로 알려져 있다. 도파민이 적정량 분비되는 사람들은 대체로 부지런하고 활동력이 넘친다. 사랑이 시작될 때 많이 분비돼 상대를 멋진 사람으로 바라보게 하고 로맨틱한 이벤트를 만들어내도록 한다. 도파민이 부족하면 게으르고 의욕이 없어진다. 감동이나 열정과는 담을 쌓은 채 다람쥐 쳇바퀴 도는 일상을 살아가는 데 급급하다. 적절한 도파민 분비를 유도하는 것은 삶에 활력을 불어넣어준다.

이상에서 살펴본 것처럼 웃음이 만들어내는 세로토닌과 도파민은 무궁무진한 효능을 가지고 있다. 스트레스 해소와 조절에서도 마찬가지다.

원래 사람은 웃으며 살도록 창조됐다. 찡그리는 데에는 얼굴 근육 64개가 필요하지만 웃는 얼굴에는 13개만 필요하다. 아기들은 생후 2~3개월부터 웃기 시작해 그 횟수를 늘려간다. 6세 아이의 경우 하루에 300번 정도 웃는다고 한다. 반면 성인은 하루 평균

14번 정도밖에 웃지 않는다. 하지만 의도적으로 웃을 수 있다면 마음 다스리기와 스트레스 관리에 성공할 수 있다.

당장 웃을 일이 없다면 '즐거운 일'을 많이 떠올리고 많이 경험하자. 긍정적인 활동과 경험을 떠올리고 나를 즐겁게 하는 것을 생각하는 것으로 우리의 뇌는 활성화된다. 스스로에게 즐거운 일을 경험할 기회를 주는 데 인색하지 말자. 즐거운 경험은 두고두고 써먹을 웃음의 소재다. 웃음으로 호르몬을 생산해내면 스트레스는 쉽게 사라진다.

솔루션 3. 스트레스를 이기는 세로토닌을 깨워라

최근 세로토닌의 효능이 널리 알려지면서 '세로토닌 하는 법'에 대한 정보도 많이 나오고 있다. 세로토닌은 몸과 마음이 편안한 상태를 만드는 데 가장 좋은 효과를 내는 호르몬으로 알려져 있다. 몸과 마음이 편안하면 스트레스를 잘 이겨낼 수 있고 창조적인 일에 더 잘 몰두할 수 있으며, 일에 있어서도 기대 이상의 성과를 낼 수 있다. 그래서 세로토닌이 신비의 호르몬으로 각광을 받고 있다.

세로토닌을 활성화시키는 방법 중 정설로 알려져 있는 몇 가지를 소개하고자 한다.

우선 식품을 통해 세로토닌을 잘 만드는 방법을 알아보자. 세로토닌은 바나나, 파인애플, 딸기 같은 과일에 들어 있다. 참깨, 우유,

쌀, 초콜릿에도 들어 있다. 하지만 음식을 통해 섭취된 세로토닌은 뇌까지 그대로 전달되지 않는다. 음식물은 소화기관을 거쳐 흡수되므로 음식물의 세로토닌은 곧바로 뇌로 갈 수 없는 것이다.

세로토닌의 전 단계는 필수아미노산인 트립토판이다. 체내에서 자체 생산되지 않으므로 음식을 통해 규칙적으로 흡수해야 하는데 생선, 달걀, 치즈, 콩, 견과류, 우유를 먹으면 쉽게 섭취할 수 있다. 게다가 이 트립토판은 쉽게 뇌까지 전달되는 장점이 있다. 트립토판은 뇌에 도착해 화학 단계를 거쳐 세로토닌으로 바뀐다. 이런 음식을 많이 먹으면 세로토닌이 합성되어 기분이 좋아진다.

탄수화물이 풍부한 음식과 트립토판이 함유된 음식을 함께 먹으면 트립토판이 더 빨리 뇌에 도달할 수 있다. 쌀밥과 함께 달걀을 먹고 꿀을 우유에 타 먹는 식이다. 인체는 들어온 탄수화물을 당으로 바꾼다. 당이 많아지면 이자에서 인슐린 분비를 증가시킨다. 인슐린은 혈류 내의 아미노산을 주위 조직으로 운반하되 아미노산이 혈관을 따라 돌아다니다가 뇌로 가는 것을 막는다. 예외적으로 트립토판만 인슐린의 영향을 받지 않고 혈관을 따라 뇌로 들어갈 수 있다. 탄수화물과 트립토판이 함께 든 음식을 먹으면 세로토닌 분비가 증가해 더 빨리 기분 전환을 할 수 있다. 저녁에 꿀 탄 우유를 한잔 마시면 잠이 잘 든다.

다음은 햇빛을 활용하는 방법이다.

엄마 뱃속의 아이들은 낮이라고 활동하고 밤이라고 자지 않는다. 어둠 속에서 특별한 제약 없이 살아간다. 그러다 세상에 나오면 아이들은 생체리듬과 규칙을 깨쳐간다. 그중 가장 쉽게 받아들이는 규칙이 '낮에는 활동하고 밤에는 잠을 잔다.'는 것이다. 보통 100일만 지나도 모든 아이들이 이 규칙에 따라 생활한다. 신기하게도 우리 몸은 누가 가르쳐주지 않아도 이 규칙을 따르게 된다. 학자들은 이 규칙을 유도하고 유지하는 것이 호르몬이라고 설명한다. 그리고 그 호르몬의 사이클을 유지시켜주는 것이 바로 햇빛이라고 강조한다.

태양은 우리 몸의 호르몬 밸런스를 맞춰주는 가장 정확한 스위치다. 우리 몸은 햇빛을 받으면 즉각적으로 반응을 보인다. 빛과 에너지는 눈의 망막에 있는 1억 개 이상의 광수용체와 시신경을 통해 시각중추, 솔방울샘, 시상하부로 전달된다. 이곳에서는 호르몬 분비를 유도하는데 대표적인 호르몬이 세로토닌이다.

세로토닌도 햇빛을 쬐면 더 잘 분비된다. 햇빛을 쬐지 못하는 장마철에는 세로토닌이 적정하게 분비되지 않아 우울한 기분이 든다. 기분이 울적할 때는 햇빛을 쬐며 산책하는 것이 좋다. 단 적정한 양을 쬐어야 한다. 양초의 광도가 1럭스인데 세로토닌 생산을 자극하기 위해서는 250럭스의 빛이 있어야 한다. 대낮의 광도는 보통 1만 럭스 이상이다. 일반 사무실의 광도는 1,000럭스이다. 우울증 환자에게 2주 이상 매일 30분씩 최소 2,500럭스의 밝은 인공조명을 쬐었더니 환자의 기분이 좋아졌다는 보고도 있다. 실외에서 30분 정도 햇빛을 쬐는 것이 가장 이상적이다.

마지막으로 명상과 음악을 활용하는 방법이다.

명상과 음악은 몸과 마음을 이완시켜 세로토닌 분비량을 늘려준다. 호르몬 분비의 최고 사령탑인 뇌의 시상하부는 편안한 상태를 좋아한다. 편안함과 감동을 주는 명상과 음악은 호르몬에도 매우 유익하다. 명상을 할 때 그리고 음악을 들으며 평안과 감동을 느낄 때 뇌에서는 신경전달물질을 활발히 분비한다. 울적한 기분을 발산시켜주고 일상적 상태의 감정으로 회복시켜주는 효과도 있다.

결론적으로 세로토닌을 활성화시키려면 원료를 잘 공급하고 햇빛을 잘 쬐고 잠을 잘 자면서 명상과 음악을 생활화하면 된다. 스트레스와 같은 정신적 긴장을 풀 수 있는 자신만의 방법이 있다면 활용해보는 것도 좋다. 자신을 위해 노력하는 순간이 중요하다.

건강과 젊음을 잡아라!

호르몬을 잘 만들어 쓰는 생활 수칙 8가지

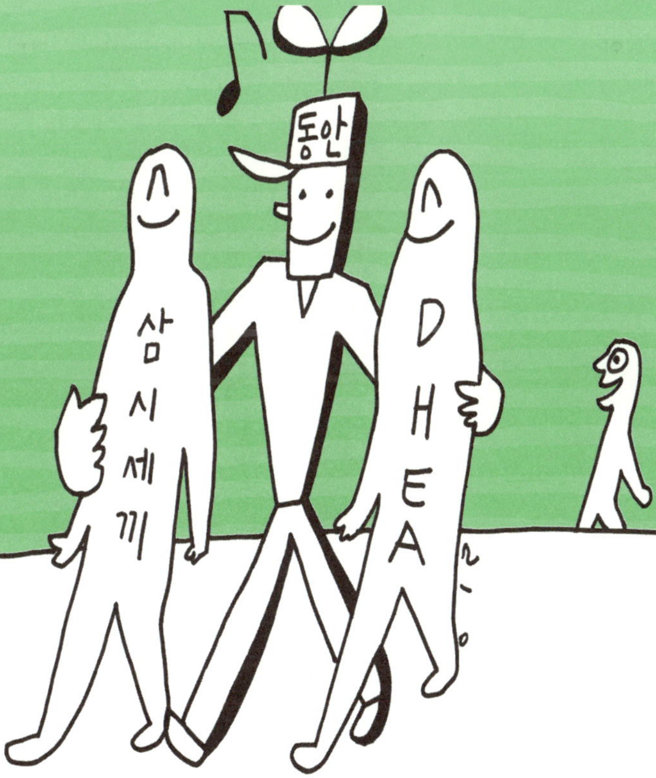

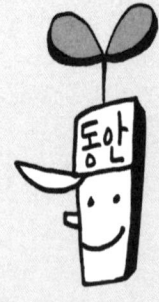

동안 유지 호르몬을
관리하라

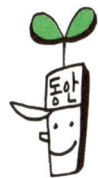

노화의 종류는 여러 가지다. 온몸 구석구석에 노화가 찾아든다. 눈에 보이는 것도 있지만 사실 보이지 않는 것이 더 많다. 피부의 노화는 금방 눈에 띈다. 검버섯 같은 것이 나타나면 어르신들은 '죽음 꽃'이 피었다며 살 날이 얼마 남지 않았다고 이야기한다. 최근에는 의술이 좋아져 피부과에 가면 적절한 시술을 할 수 있어 다행이기도 하다. 시력, 청력의 노화는 본인들만이 느끼는 가장 불편한 노화다. 역시 보청기나 안과 시술이 발달해 이것도 조금은 개선의 여지가 있다.

사실 노화의 영역 중 중요한 것은 눈에 보이지 않는 곳의 노화다. 근육의 노화, 지방세포의 노화, 심장의 노화, 혈관의 노화, 체력의 노화는 눈에 잘 띄지 않는다. 소리 소문 없이 서서히 진행되기도 하고, 어느 순간 질병이 드러나면 '아차' 하는 마음이 들기도 한다. 노화를 막고 젊음을 유지한다는 것은 눈에 보이지 않는 이런 것들에 더 초점이 맞춰져 있다고 봐야 한다.

최근 노화 방지 분야에서 가장 주목받는 호르몬은 성장호르몬과 성호르몬이다. 두 호르몬이 어떻게 동안에 관여하는지, 어떻게 하면 두 호르몬을 잘 유지할 수 있을지 알아보자.

성장호르몬은 노인에게도 필요하다

성장호르몬은 유아와 사춘기의 성장과 발육을 자극하는 필수 호르몬이다. 20대에는 왕성하게 분비되고 정점에 도달한 후 10년마다 14.4퍼센트씩 감소된다. 40대에는 20대 분비 수준의 80퍼센트만 분비된다. 60대에는 20대 분비 수준의 50퍼센트만 분비되고, 70대에는 20대 분비 수준의 20퍼센트만 분비되어 성장호르몬 결핍 증세가 나타난다. 성장호르몬의 분비량과 작용 시간이 줄면서, 즉 나이를 먹으면서 인간은 뼈의 강도와 근육의 힘이 약해진다. 과학자들이 성장호르몬과 '노화'의 연관성에 주목하게 된 이유다.

1990년 미국 위스콘신대 데이비드 루드먼 교수가 의학 분야 저명 학술지인 『뉴잉글랜드 의학저널NEJM』에 61~81세 퇴역 군인 12명에게 6개월간 합성한 성장호르몬을 투여한 결과 전원에게 지방 감소, 근육량 증가 효과가 나타났다고 보고했다. 더불어 혈관이 튼튼해지고 피부가 탱글탱글해지는 '회춘의 명약'으로 성장호르몬이 주목받게 되었다.

성장호르몬이 신진대사를 높이고 지방을 분해하며 이른바 '나잇살'을 없앤다는 연구도 있다. 미국에서 59명의 비만 남성과 폐경 이후 여성을 무작위로 나눈 뒤 성장호르몬을 투여한 쪽과 이를 모방한 가짜 약을 투여한 쪽을 비교한 결과 6개월 뒤 성장호르몬을 맞은 쪽에서 체지방이 평균 2.4킬로그램 감소했다고 밝혔다. 안전성이나 효율성 면에서 의견이 분분하지만 고령화 사회에 접어들면서 성장호르몬 관련 연구는 더욱 탄력을 받고 있다.

실제로 성장호르몬을 투여하면 피부 두께가 증가되고 진피의 콜라겐 합성이 늘어 피부가 탄력을 되찾는다. 얼굴 근육이 강화되어 피부의 잔주름과 처짐이 개선된다. 성호르몬 분비가 자극돼 성 기능이 향상되며 체지방량은 줄고 근육량은 늘어난다. 심혈관계 질환이 예방되고 세포가 재생돼 기억력도 좋아진다. 면역력이 좋아져 상처가 잘 낫고 자연 치유력도 좋아진다. 골밀도가 높아져 골다공증이 개선되고 관절염 증상이 완화되며 머리카락이 두꺼워지고 머리숱이 많아진다.

자연적으로 성장호르몬 분비량을 늘리는 방법으로는 운동과 식이 조절이 꼽힌다. 뇌하수체에서 분비되는 성장호르몬은 근력 운동과 체중 감소, 적당량의 지방과 단백질 섭취로 분비가 촉진된다. 반대로 운동 부족이나 수면 부족, 체지방과 스트레스, 과도한 지방 섭취와 채식 위주의 식단은 성장호르몬의 적정한 분비를 저해한다. 특히 체지방은 많으면 많을수록 성장호르몬의 분비가 억제되니 주의하는 것이 좋다. 코르티솔도 성장호르몬의 기능을 방해한다.

성호르몬은 젊음의 호르몬

성호르몬이 젊음을 유지하는 데 도움을 준다는 것은 잘 알려진 사실이다. 여성은 폐경이 되면 급격하게 노화가 진행된다. 남성도 나이가 들면서 호르몬 분비량이 줄어들면 근력이 줄고 노화에 가속도가 붙는다.

여성의 경우 45~50세 전후에 폐경기를 맞으면 에스트로겐의 양이 1/10로 급격히 줄어든다. 난소에서 분비되는 에스트로겐의 양이 급격히 감소하면서 '여성 폐경기증후군'이 찾아온다. 에스트로겐의 부족으로 진피의 콜라겐 합성이 감소되어 주름살이 급격히 증가한다. 폐경 후 5년까지 피부 콜라겐이 30퍼센트 감소된다는 보고도 있다.

여러 가지 질병을 일으키는 폐경기증후군을 예방하기 위해서는 폐경 초기에 에스트로겐을 투입하는 것이 좋다. 폐경기 여성에게 에스트로겐을 투여하면 콜라겐 생성이 증가되고 피부 두께가 증가한다. 피부가 좋아지면서 주름이 없어지고 상처도 잘 낫는다. 안면

홍조와 식은땀이 나는 갱년기 증상도 호전된다. 더불어 에스트로겐 제제는 우울증과 수면, 요실금, 심혈관계 질환의 예방에도 도움을 준다.

남성의 경우 50대에 접어들면서 테스토스테론을 생성하는 고환의 세포 수와 기능이 감소된다. 남성은 30대 전후부터 해마다 몸안에서 테스토스테론 분비량이 0.4~1.3퍼센트씩 줄어들어 70대가 되면 30대의 1/2 이하로 떨어진다. 그리하여 '남성 갱년기증후군'이 찾아오기도 한다.

우울증과 복부 지방 증가, 근력 감소 등 눈에 띄는 갱년기 증상이 나타나면 호르몬 치료를 받아야 한다. 호르몬 치료제로는 주사제, 먹는 약, 바르는 약 등이 나와 있다. 테스토스테론을 적절히 투여하면 기억력과 집중력이 좋아지고 복부 지방이 감소하면서 근육량과 근력이 증가하고 골밀도도 높아진다.

노화로 인한 여러 가지 질병을 예방하기 위해서 성호르몬을 활성화시킬 수 있는 생활 습관을 갖는 것도 좋다. 식이섬유 그리고 비타민과 미네랄이 풍부한 식단은 몸에서 성호르몬을 만들 수 있는 재료를 잘 공급해준다. 적당한 지방과 고기도 필요하다. 하지만 스트레스와 환경호르몬 등 유해 환경은 성호르몬 분비에 악영향을 미친다.

최근에는 DHEA도 젊음의 호르몬으로 불리고 있다. DHEA는 에스트로겐, 테스토스테론의 원료로 젊음의 샘, 현대인의 불로초,

호르몬의 어머니라고 불리기도 한다. DHEA는 부신에서 분비되는데 20대에 분비가 절정을 이루다가 30대부터 점진적으로 감소되어 70대에는 20대 때의 1/4만 생성된다. DHEA를 젊은 시절 수준으로 보충해주면 노화를 억제하고 삶의 질을 개선하는 데 도움이 된다.

DHEA를 보충해주면 식욕을 저하시켜 체지방을 줄여주고 저밀도 콜레스테롤을 감소시켜 심혈관 질환의 예방에도 효과적이다. 또 근력을 높여주고 골다공증에도 도움을 준다. 뇌 기능 향상과 면역력 증가, 성 기능 향상을 가져오는 것으로 알려져 있다. 피부의 수분 보유 능력과 피부 두께를 증가시키고 피지 배출 기능을 높이는 등 동안 얼굴을 만들어준다.

적당량의 지방과 마그네슘이 풍부한 콩, 견과류, 통곡류 등을 먹으면 DHEA가 안정화된다. 설탕과 고탄수화물, 트랜스 지방은 DHEA 호르몬을 저해하므로 주의해야 한다.

삼시 세끼
꼭 챙겨 먹어라

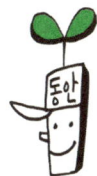

간헐적 단식은 간헐적 폭식을 부른다

다이어트 열풍과 함께 '1일 1식'이 유행하고 있다. "눈 뜨면 밭에 나가 일하고 소나 돼지 먹이 주려고 분주히 몸을 움직이는 시절이 아니기 때문에 아침부터 많은 에너지를 섭취할 필요가 없다."는 주장은 얼핏 보기에 틀린 말 같지는 않다. 게다가 1일 1식을 실천한 많은 사람들이 위와 장이 매우 편안해졌다고 증언(?)하고 있으니 1일 1식이 세대를 가리지 않고 유행하는 것도 무리는 아니다. 하지만 개인적으로는 호르몬 균형이 필수인 인체 시스템을 정상적으로 가동시키기 위해서나 건강을 위해서 1일 1식이 좋지 않다고 생각한다. 이유는 이러하다.

인류가 하루 세끼를 먹기 시작한 것이 언제인가? 농경 시대가 시작되고부터, 아니 그보다도 먼저일 것이다. 이유가 어떻든 인류가 하루 세끼를 먹기 시작했고 지금까지 오랜 시간이 흘렀다. 아시아, 아프리카, 유럽을 가리지 않고 사람들은 하루 세끼를 먹는다. 그만큼 하루 세끼가 일반화돼 있다. 왜 그럴까? '하루 세끼'가 단순한 개인의 선택이 아니라 '인류 진화의 결과'이기 때문이다.

아침에 눈을 떠 허기를 느끼기도 전에 우리 몸은 음식을 받아들일 준비를 한다. 야식을 하지 않는 일반인의 경우 저녁밥을 먹은 뒤 아침 식사 시간까지 12시간 이상이 걸린다. 12시간 동안 에너지원을 섭취하지 못한 몸은 당연히 에너지로 전환시킬 음식이 들어오기를 기다린다. 그런데 귀찮다는 이유로, 아침에 입맛이 없다는 이유로 많은 사람들이 이를 무시하고 있다.

공복 상태가 오래 지속되면 일차적으로는 포도당이 떨어져 머리 회전이 둔해진다. 에너지원이 없으니 공장은 아주 조금, 멈추지 않을 정도로만 가동된다. 이러다 점심에 음식이 들어오면 미친 듯이 흡수하려고 애를 쓴다. 아침을 건너뛴 점심식사는 그야말로 꿀맛이라 허겁지겁 먹는다. 음식을 몸에 쏟아붓는 식이다. 당연히 포화중추를 자극하는 렙틴이 분비되기까지 엄청난 음식을 먹게 된다. 과식과 폭식은 영양 불균형을 초래하는 대표적인 식습관이다. 과도하게 들어온 음식을 소화하기 위해 몸은 또다시 힘들어진다. 소화기관을 포함한 각 장기에 무리가 간다.

밥을 먹으면 우리 몸은 소화기관에서 탄수화물을 포도당으로 분해해 에너지원으로 사용한다. 그런데 이 포도당은 그대로 세포로 흡수되는 것이 아니다. 포도당을 세포까지 옮겨줄 인슐린이 필요하다. 폭식을 하면 이자에서 분비되는 인슐린도 많아져야 하는데 순간적으로 만들어낼 수 있는 인슐린의 양은 한계가 있다. 당연히 혈당이 올라간다. 이자가 혈당을 낮추기 위해 인슐린을 갑자기 많이 짜내면 저혈당으로 쇼크가 오기도 한다. 고혈당과 저혈당은 모두 육체적, 정신적 불균형 상태를 의미한다. 뿐만 아니라 우리 몸을 조금씩 녹슬게 한다. 하루 세끼 적정 양의 식사를 규칙적으로 하는 것이 최선이다.

반복해 강조하건대 건강을 위해 몸은 필요한 영양소를 적시에 공급받아야 한다. 적시에 적정 양으로 나눠서 들어와야 인체라는 공장이 원활히 돌아간다. 몸이 필요로 하는 영양소를 하루 한 끼로 해결하는 건 불가능하다. 극단적인 다이어트를 위해 식사량을 줄이는 경우도 마찬가지다. 하루 한 끼로 줄이기보다는 매 끼 식사량을 줄이는 것이 효과적이다. 우리 몸에는 단백질과 지방, 탄수화물 같은 영양소뿐만 아니라 비타민과 무기질도 필요하다. 이런 영양소들은 인체를 원활히 가동시켜준다. 생명 유지에 필요한 호르몬과 효소 등의 물질을 만들고 조절한다. 호르몬을 일정하게 조절하는 데에도 꼭 필요한 것들이다.

거친 음식으로 소박하게 먹어라

히포크라테스는 "음식으로 못 고치는 병은 그 무엇으로도 못 고친다."라고 했다. 그만큼 먹는 것이 중요하다는 이야기다.

호르몬의 균형과 건강한 신체를 유지시키는 데 필요한 영양소로는 무엇이 있을까? 탄수화물, 단백질, 지방 3대 영양소와 수십 종의 비타민, 무기질이 필요하다. 요즘에는 토마토의 라이코펜, 딸기의 안토시아닌, 녹차의 카테킨, 고추의 캡사이신처럼 과일이나 채소의 색소 성분에 포함된 피토케미컬phytochemical도 중요 영양소로 떠오르고 있다. 이런 영양 정보가 알려지면서 특정 음식만 골라서 많이 먹으려는 이들도 있다. 하지만 영양학적으로 최선의 지침은 '거친 음식을 소박하게 먹는 것'이다.

생각해보면 인간은 자연에 존재하는 동물에 불과하다. 자연에서 주는 영양분을 먹고 생활할 수밖에 없다. 가장 자연적인 것을 먹는 것이 몸에 좋다는 것은 당연하다. 그런데 요즘은 이마저도 잊히는 느낌이다.

요즘에는 사극에서도 잘 보이지 않는데, 우리가 어렸을 적만 해도 절구가 있는 집이 더러 있어서 떡을 찧거나 수확한 벼를 빻기도 했다. 방앗간에서 도정하지 않고 집에서 절구에 찧어 먹었던 것이다. 요즘은 절구도 수확한 벼도 보기가 참 힘들어졌다. 종이나 비닐 봉투에 포장된 백미만 본다. 그러니 우리가 먹는 것들이 공장에서 찍어져 나온다는 느낌이 강하게 드는 것 같다. 어린아이들 중에는 하얀색 백미가 공장에서 만들어져 나온다고 믿는 경우도 있다고 한다. 씁쓸한 대목이다.

앞서 말한 '거칠고 소박한 음식'이란 '자연에 더 가까운 음식'을 말한다. 밀가루보다는 통밀이나 쌀, 백미보다는 현미, 진한 색깔의 과일과 채소, 이왕이면 유기농에 무농약 식재료들이 바로 그것이다.

거칠고 소박한 음식과 반대되는, '부드럽고 화려한 음식'의 대명사로 꼽을 수 있는 것은 밀가루 가공 음식들이다. 밀가루는 통밀을 가공해 가루로 만들어 부드럽고, 음식으로 가공되는 과정에서 향과 맛이 화려해진다. 그러나 몸에는 좋지 않다.

밀가루의 또 다른 단점은 비타민과 무기질의 함유량이 매우 적다는 것이다. 실제로 현미, 백미와 밀가루로 만들어진 국수의 미량영양소를 비교해보면 현미 100그램에 포함된 인은 300밀리그램, 백미에 포함된 인은 140밀리그램이고 국수에 포함된 인은 77밀리그램으로 현미의 1/4 수준이다. 마그네슘도 현미의 1/10 수준이다. 에너지는 높지만 몸이 꼭 필요로 하는 비타민과 무기질을 적게 가지고 있으니, 먹으면 살은 찌지만 몸에는 결코 좋지 않은 음식이다.

그런데 최근 10년 사이 한국인들의 밀가루 소비량은 배나 늘었고 최근에는 쌀 소비량과 비슷한 수준으로 올라왔다. 국민 1인당 쌀 소비량은 1983년 129.5킬로그램에서 2013년 67.2킬로그램으로 30년 만에 절반으로 줄었는데, 그 빈자리를 빵, 국수 같은 밀가루 가공식품이 채우고 있다. 의식적으로라도 밀가루 가공 음식을 멀리하고 현미로 된 거친 식사를 하는 노력이 필요하다.

최근의 다이어트 열풍 때문에 '지방' 하면 '나쁜 것'이라고 생각하기 쉽지만, 기억력과 사고력에 관여하는 아세틸콜린이 활성화되기 위해서는 뇌에 좋은 지방이 반드시 필요하다. 좋은 지방은 역시 거친 것들에서 많이 나온다. 아몬드와 땅콩 같은 견과류 섭취를 늘려야 한다.

한편 거친 음식을 이야기할 때 빠지지 않는 것이 바로 신선한 채소다. 녹황색 채소에 담긴 카로티노이드, 마늘과 양파에 포함된 황화합물의 일종인 알리신 등은 잘 알려진 피토케미컬이다. 피토케미컬은 식물 속에 들어 있는 화학물질로, 경쟁 식물의 생장을 방해하거나 각종 미생물, 해충 등으로부터 자신의 몸을 보호하는 역할 등을 한다. 사람이 피토케미컬이 든 음식을 먹으면 피토케미컬은 인체에 들어와 항산화 물질로 작용하거나 세포 보호(세포 손상을 억제) 작용을 한다. 비타민과 무기질, 그리고 풍부한 피토케미컬은 암 예방, 항산화 작용, 혈중 콜레스테롤 저하, 염증 감소 등에 효과가 있는 것으로 알려져 있다. 붉은색·주황색·노란색·보라색·녹색 채소나 과일에 많이 들어 있고, 그 외에 흰색을 띠는 마늘류·버섯류, 검은색을 띠는 콩류·곡물류에도 들어 있다고 보고됐다. 즉 모든 색깔의 채소에는 피토케미컬이 포함되어 있다.

많은 과학자들과 의사 그리고 영양학자들까지 식품에 대한 연구를 끊임없이 해오고 있다. 어떤 식품에 어떤 영양소가 있는지 밝혀내고 그것이 우리 몸에 어떤 영향을 미치는지도 알아낸다. 하지만 영양소의 존재가 밝혀진 것은 영양학사 100여 년의 역사 중 아주 최근의 일이다. 이들 연구 결과는 우리가 필요한 영양소를 적절한 방법으로 섭취하도록 보조하는 데 지나지 않는다. 자연에 존재하는 무수히 많은 식재료 중에는 여전히 영양학적 가치에 대한 연구조차 이루어지지 않은 것들이 많다. 그러므로 특정 영양 성분만을 가려 먹거나 몸에 좋다는 이유로 특정 음식을 과하게 먹기보다는 모든 음식을 최대한 가공식이 아닌 자연식으로 골고루 섭취하는 것이 중요하다. 소박하고 거친 음식을 먹으면 우리가 알든 모르든 좋은 영양소가 우리 몸에 충분히 들어올 수 있다.

사족을 붙이자면 음식을 먹을 때는 즐거운 마음으로 먹기를 바란다. 아무리 풍부한 영양소가 음식에 담겨 있어도 기분이 안 좋을 때 그냥저냥 식사를 하면 아무 소용이 없다. 스트레스를 받는 상황에서 밥을 먹으면 위액과 쓸개즙, 이자액의 분비가 나빠져 소화에 관련된 호르몬들의 작용도 저해된다. 이왕 식사를 할 거면 다른 일들은 잊고 식사에 집중하자. 그래야 음식이 보약이 된다.

호르몬을 위해서라도
좋은 것을 먹어라

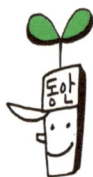

우리 몸의 뼈는 보통 10년을 주기로 완전히 바뀐다. 우리가 인식하지 못하는 사이에 뇌에서는 고쳐야 하는 뼈를 확인하고 면역이나 뼈를 관장하는 신경에 뼈를 재생하라는 명령을 내린다. 그러면 파골세포와 조골세포가 뼈를 새로 만들어낸다. 파골세포는 뼈의 금 간 부분을 갉아 먹는다. 그러면 조골세포는 단단한 시멘트 같은 것을 만들어 뼈를 새로 만들어낸다. 그 일을 10년을 주기로 한 번씩 완수하는 것이다. 60세 어르신이라면 뼈가 여섯 번 바뀐 셈이다.

뼈의 생성처럼 우리가 느끼지 못하는 사이에도 우리 몸은 조금씩 날로 새로워지고 있다. 그리고 그 일을 해내는 것이 호르몬이다. 호르몬은 우리 몸을 살아 있는 조직으로 유지하기 위해 오늘도 맹

럴히 일하고 있다.

그런데 이토록 중요한 호르몬은 무엇으로 만들어질까? 호르몬은 그 원료에 따라 단백질계, 스테로이드, 아민계 3가지로 분류된다.

단백질계 호르몬은 시상하부, 뇌하수체, 이자 등에서 분비되는 대부분의 호르몬이다. 인슐린과 글루카곤이 대표적이다. 단백질을 주원료로 만들어진다. 스테로이드 호르몬은 부신피질에서 나오는 호르몬과 성호르몬이 대표적이다. 스트레스 호르몬으로 알려진 코르티솔과 성호르몬인 에스트로겐, 테스토스테론이 있다. 스테로이드 호르몬은 콜레스테롤을 원료로 해서 만들어진다. 아민계 호르몬은 단백질의 기본 구조인 아미노산이 변형돼 만들어지는 호르몬이다. 아미노산이 단백질의 기본 구조인 만큼 아민계 호르몬은 구조가 간단하다. 대표적인 아민계 호르몬으로 아드레날린과 노르아드레날린, 갑상샘호르몬이 있다. 아드레날린과 노르아드레날린은 카테콜아민으로 불리는데 역시 아미노산의 변형에 의해 만들어진다.

기본적으로 호르몬의 기본 원료는 단백질과 콜레스테롤 2가지로 볼 수 있다. 우리 몸에 적정량의 호르몬이 만들어지려면 양질의 단백질과 콜레스테롤이 반드시 필요하다. 단백질 식품은 위와 장에서 소화돼서 작은 아미노산 형태로 분해되며 이후에 효소, 단백질, 호르몬으로 만들어진다. 좋은 아미노산을 균형 있게 먹어주는 것이 중요하다. 단백질 즉 아미노산은 우리 몸에서 합성할 수 있는 것도 있지만 합성해 만들어낼 수 없는 것도 있다. 두부와 같은 식물성 단백질 식품과 생선과 닭 가슴살 같은 동물성 단백질 식품은 골고루 먹도록 한다. 붉은 살코기는 철분 함량이 높아 어린아이들은 꼭 섭취해야 하지만, 흔히 마블링이 좋다고 알려진 소고기의 안심 등은 단백질보다는 지방 섭취만 높이는 경우가 많다. 체내에서 합성되지 않는 필수아미노산을 생각하며 단백질 식품을 골고루 섭취하는 노력이 필요하다.

콜레스테롤 하면 '무조건 나쁜 것'이라고 생각하는 이들이 상당히 많은데 꼭 그렇지는 않다. 호르몬 구성을 위해서 콜레스테롤은 반드시 필요하다. 테스토스테론을 포함한 20여 가지의 호르몬이 콜레스테롤이 있어야만 만들어진다. 또한 콜레스테롤은 세포막을 형성하는 필수 요소다. 호르몬과 세포 형성을 위해 필요한 콜레스테롤은 주로 육류에 있다. 생선에도 있지만 그 양이 매우 적고 콩 단백질로는 해결이 안 된다. 몸에서 콜레스테롤을 합성할 때는 지방질도 필요하다. 식물성 지방만 먹으면 콜레스테롤을 만들 수 없다. 그러므로 동물성 지방 섭취도 해야 한다. 다만 많이 먹으면 칼로리가 높아져 해롭다.

호르몬을 합성해내는 과정에는 비타민과 미네랄도 필요하다. 일례로 뇌 내에서 세로토닌이 만들어지기 위해서는 트립토판이라는 아미노산이 필요하다. 그리고 세로토닌이 합성되는 과정에서 미네랄과 비타민도 필요하다. 공장이 돌아가기 위해 석탄과 석유뿐 아니라 기계를 부드럽게 돌아가게 하는 기름칠과 각종 보조 연료가 필요한 것과 같은 이치다.

    가끔 "호르몬을 위해서 어떤 음식을 먹는 게 좋은가요?"라는 질문을 받는다. 흔히 여성에게는 에스트로겐 분비를 유도하는 물질인 이소플라본 등이 함유된 콩류가 좋다고 하고, 남성에게는 남성호르몬 촉진을 위해 라이코펜이 많이 함유된 토마토를 권한다. 그러나 특정 호르몬을 자극하기보다는 적절하게 균형 잡힌 식사가 우선돼야 한다. 일반적인 한식은 매우 이상적인 식단이라고 할 수 있다.

설탕과 소금은
호르몬을 지치게 한다

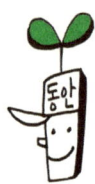

설탕과 소금은 우리가 매일 먹는 대표적인 조미료다. 성분만 놓고 보자면 우리가 살아가는 데 꼭 필요한 물질이다. 그러나 호르몬에게 있어서는 넘치면 독이 되는 것들이다.

  설탕은 단맛을 내는 감미료다. 처음 발명된 이후로 줄곧 소비량이 늘어 최근에는 "일종의 마약과 같다."는 비판을 받고 있다. 정제된 하얀색 설탕의 유독성이 마약에 비길 만큼 심각하다고 생각하는 이유는 무엇일까? 설탕의 원료는 사탕수수라는 식물이지만 우리가 구입해서 먹는 설탕은 화학적 공정을 거친 인공 물질이다. 화학적 공정을 거친 설탕에는 섬유질과 단백질은 거의 없고 칼로리만 남는다.

설탕은 우리 몸에 들어오면 혈당을 빠르게 올린다. 식사를 통해 들어온 설탕 등의 탄수화물은 소화작용을 통해 당으로 분해돼 흡수된다. 당은 크기가 작아 혈액에 흡수되는데, 이렇게 해서 혈당이 높아지면 이자의 랑게르한스섬 베타 세포에서 인슐린이 분비된다. 인슐린은 포도당을 글리코겐으로 저장해 혈당을 낮춘다. 그런데 과식이나 탄수화물 위주의 식사, 설탕의 과다 섭취로 탄수화물이 높아지면 이자는 인슐린을 과하게 분비하며 이 때문에 필요 이상으로 피로를 느끼게 된다. 이자가 인슐린을 과하게 분비하느라 지치면 이자에 병이 생길 수도 있다. 당장은 혈당 조절이 안 되는 당뇨병이 발생하고, 장기적으로는 체지방이 증가해 심혈관 질환을 일으킬 수 있다.

운동 후 설탕을 먹으면 소마토스타틴이라는 호르몬이 분비되는데 이 호르몬은 전체적으로 몸의 대사를 늦추는 역할을 한다. 성장 호르몬 분비 억제 호르몬이나 갑상샘 자극 억제 호르몬으로 작용하기도 한다. 그러므로 설탕을 과하게 먹는 것은 금물이다.

소금은 우리 몸에 꼭 필요한 미네랄의 주 공급원이다. 소화와 위장의 기능을 돕고 심장과 신장의 기능을 강화시키고 해독 작용과 살균 작용, 해열, 지혈 작용을 하는 것으로 알려져 있다. 구체적으로 염분은 혈관 벽에 붙어 있는 광물질을 제거하고 혈관이 굳는 것을 막는 작용을 한다. 장의 유동력을 높이고 소화액의 분비를 돕고 장내 이상 발효를 막는다. 또한 신진대사를 촉진시키고 혈관을 정화시키며 적혈구 생성을 도와준다.

　그러나 이러한 소금의 효과를 제대로 보기 위해서는 미네랄이 풍부한 자연산 소금을 먹어야 한다. 현재 우리의 식탁을 가득 채우고 있는 정제 소금은 미네랄이 빠져나간 짠맛을 내는 나트륨의 결정체에 지나지 않는다. 게다가 짠맛을 사랑하는 한국인의 나트륨 섭취량은 세계 1위 수준이다. 국과 찌개, 김치, 면, 과자 같은 짠 음식은 우리나라 사람들의 나트륨 섭취량을 늘린다. 짜게 먹으면 고혈압에 좋지 않다는 것은 누구나 알고 있다. 짜게 먹는 것은 호르몬에도 좋지 않다.

　소금을 많이 먹으면 우리 몸은 나트륨을 배설하기 위해 소변을 보게 한다. 이때 몸의 수분도 함께 빠져나간다. 이러한 이뇨 과정에 바소프레신이라는 호르몬이 대량으로 분비된다. 바소프레신은 뇌하수체 후엽에서 분비되어 우리 몸의 수분량을 조절하는 호르몬으로 과하게 분비되면 뇌하수체 후엽에 과부하를 일으키게 된다. 또한 소금을 많이 먹으면 앤지오텐신이라는 호르몬이 분비되는데, 앤지오텐신은 갈증을 유발시켜 몸의 염분 농도를 맞추도록 수분 보충을 유도한다.

　소금은 또한 비만을 악화시키는 주범으로 지목되고 있다. 나트륨을 과다 섭취하면 식욕 자극 호르몬인 그렐린이 증가하고 식욕을 억제해주는 렙틴 호르몬이 감소되어 식욕이 는다. 결론적으로 소금을 많이 먹으면 바소프레신과 앤지오텐신, 그렐린이 과하게 분비되는 상황에 몰린다.

　이상의 설명처럼 설탕과 소금은 호르몬을 과하게 분비시켜 호르몬 분비 기관을 지치게 한다. 호르몬과 인체의 밸런스를 맞추기 위해서는 설탕, 소금과 거리를 두어야 한다.

숙면은 호르몬 분비를 촉진한다

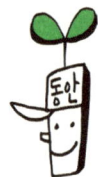

잠이 부족하면 어떻게 될까?

잠은 무의식 상태에서 휴식을 취하는 행위다. 잠이 들면 의식이 없어지거나 줄어들고 감각기관이 활동을 중단한다. 그에 따라 의식적으로 움직임을 조절할 수 있는 근육인 수의근의 움직임이 거의 없어진다. 그리고 그런 가운데 성장이 이루어지고 면역, 신경, 뼈, 근육 계통의 회복이 이루어진다.

　잠을 제대로 못 자면 컨디션이 안 좋은 것은 기본이요, 건강에도 서서히 적신호가 들어온다. 진료실에서 만난 불면증 환자들로부터 원인을 조사해보니 대부분 '스트레스 때문'이라는 답을 했다. 왜 우리는 스트레스를 받으면 잠을 못 자게 될까? 생각이 많아져서일까? 답은 역시 호르몬 때문이다.

스트레스를 받으면 부신에서 코르티솔이 분비된다. 알려진 대로 코르티솔은 스트레스에 대한 완충 작용을 하는 호르몬이다. 정신적으로 신체적으로 스트레스를 받는 상황에서 코르티솔은 좋은 기능을 한다. 혈당이 떨어지는 것을 막고 염증 반응도 조절해주고 탈수에 의한 세포 손상도 막아준다.

그런데 이 코르티솔의 중요한 기능 중 하나가 각성이다. 아침에 일어날 때 가장 많이 분비되다가 오후에 차차 줄어들고 밤에는 가장 적게 분비되어야 정상이다. 스트레스를 받아 밤에 코르티솔 수치가 올라가면 스트레스 수치가 떨어지지 않아 불안해지고 잠도 오지 않는다. 호르몬 차원에서 본 불면의 부작용은 다음과 같다.

첫째, 잠이 부족하면 인슐린에 대한 세포의 민감성이 40퍼센트 정도 떨어져 포도당을 싣고 온 인슐린을 제대로 인식하지 못하게 된다. 포도당을 세포 내로 받아들이지 못하는 인슐린 저항성이 나타나면서 당뇨병이 발병하게 된다.

둘째, 잠을 자지 못하면 스트레스 호르몬으로 불리는 코르티솔 분비가 오후와 저녁때 높아진다. 아침 일찍 분비가 시작돼 잠을 자야 하는 밤으로 갈수록 줄어드는 것이 정상이지만, 잠을 제대로 자지 못하면 이 리듬이 깨져 오후와 저녁 때 코르티솔 분비량이 많아진다. 그리하여 밤에 잠을 자지 못하는 불면의 악순환이 계속된다.

셋째, 잠을 충분히 자지 못하면 허기를 느끼게 하는 그렐린이 더 많이 분비된다. 혈당을 에너지원으로 사용하지 못해 혈당이 체지방으로 축적된다. 즉 잠을 제대로 못 자면 허기를 더 많이 느끼게 되고 더 많이 먹는다. 8시간 잠을 잔 사람에 비해 5시간만 잔 사람은 그렐린이 약 15퍼센트 정도 더 많이 분비된다. 또한 충분히 자지 못하면 혈당과 체지방을 조절하는 렙틴은 덜 분비된다. 한 연구에 의하면 하루 4시간씩 이틀 동안 잠을 잔 경우 정상에 비해 렙틴 수치가 18퍼센트나 떨어졌다고 한다. 렙틴이 부족하면 음식을 계속 먹게 돼 살이 찌는 것은 물론이요, 과식으로 인해 소화기관에도 무리가 온다. 불면은 비만을 부른다.

넷째, 잠을 자지 못하면 성장호르몬이 적절히 분비되지 않는다. 성장기 어린이와 청소년은 키가 제대로 자라지 못하고 성인의 경우 노화가 촉진된다. 성장호르몬은 운동을 할 때도 많이 나오지만 밤에 잠을 잘 때, 특히 렘수면(눈동자가 빨리 움직이는 가수면 상태) 주기에 맞춰 많이 분비된다. 숙면을 취하면 성장호르몬의 분비가 완성해지는 것이다. 성장호르몬은 잠들고 약 2시간 뒤에 가장 많이 분비되는데 보통은 밤 12시에서 2시 사이가 된다. 이 시간에 깨어 있으면 성장호르몬이 제대로 분비되지 않는다.

꿀잠을 위한 노하우

수면은 몸과 마음에 쌓인 피로를 풀어준다. 하루 동안의 기억을 재

배열해 기억력을 높여주고 호르몬을 조절해서 신체의 건강을 유지시켜주기도 한다. 평균적으로 인간은 약 7~8시간 정도 자야 한다고 알려져 있다. 왜 7~8시간일까?

잠은 얕은 수면인 렘수면과 깊은 수면인 비렘수면으로 나뉜다. 우리는 렘수면 동안 꿈을 꾸고 정서적 회복이 이루어져 정신적 피로가 풀린다. 비렘수면은 낮 동안 쌓인 육체적 피로를 풀어준다. 보통 렘수면과 비렘수면이 교대로 진행되는데 하루에 5주기를 거치면 안정적이다. 1주기가 90분으로 5주기를 거치면 7~8시간이 되는 것이다.

건강한 수면을 위해서는 적당한 시간, 적당한 온도, 전자파 차단, 야식 금지가 중요하다.

사람들이 지니고 있는 생체 시계는 모두 같지 않다. 보통은 7~8시간이 적절한 수면 시간이라고 하지만 정답이라고 할 수는 없다. 자신만의 적절한 수면 시간을 찾는 노력이 필요하다. 다만 자정에서 새벽 시간까지는 꼭 잠을 자는 것이 좋다. 이 시간대에 인체는 체온을 떨어뜨리고 맥박을 늦춘다. 숙면하기 좋은 조건이 된다. 기상 시간도 새벽 5시 이후는 돼야 몸이 상하지 않는다.

피로와 스트레스로 불면의 밤이 계속된다면 30분 이상 햇빛 쬐기와 함께 반신욕을 추천한다. 반신욕은 잠들기 전에 하는 것이 좋다. 체온을 약간 떨어뜨리는 반신욕은 스트레스 해소에도 도움이 되고 편안히 잠잘 수 있도록 해준다. 몸을 이완시키는 간단한 스트레칭과 심호흡도 좋다.

　잠자기에 적당한 수면 온도는 섭씨 18~22도 사이로 약간 춥다고 느껴지는 수준이다. 잠을 자면 인체의 체온도 내려가니 이불을 덮고 추위를 느끼지 않는 수준이면 된다.

　누구나 텔레비전이나 컴퓨터, 휴대폰 등을 사용하다가 잠이 오지 않는 경험을 해보았을 것이다. 전자 기기에서 나오는 전자파는 솔방울샘의 기능을 방해한다. 침실에는 전자 기기를 두지 말고 잠들기 바로 전에는 사용하지 않는 것이 좋다.

　야식을 먹는 것도 숙면을 방해하는 안 좋은 습관이다. 라면이나 빵 등 탄수화물 음식은 인슐린 분비를 촉진시키고, 과도한 인슐린 분비로 인한 저혈당을 유도하기도 한다. 또한 스트레스 호르몬의 분비를 촉진해 잠을 방해한다. 닭튀김이나 피자 같은 기름진 음식은 가장 좋지 않다. 소화기관에 부담을 주어 숙면에 방해된다. 식사는 잠들기 3~4시간 전에 마치는 것이 좋다.

스트레스 관리를 위한
취미 생활은 필수

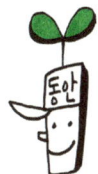

인생은 길다. 하지 못한 일을 하라

의학적으로 행복이란 무엇일까? 특별히 답할 말이 없다. 그러나 곰곰이 생각해보자. '내가 불행한 이유는 무엇인가?', '내가 행복하지 않은 이유는 무엇인가?', '현재 삶에서 행복한 일들을 만들어내야 한다. 욕심내고 비교하고 부정적인 생각을 갖고 감사하지 않기 때문은 아닌가?'

스트레스를 줄이기 위해서는 감정적 상처를 인정하고 이를 치유하는 적극적인 노력을 해 나가는 과정이 필요하다. 행복하려면 큰 행복을 바라면 안 된다. 머리는 구름 위에 있다고 해도 다리는 현재의 삶에 꼭 붙어 있어야 한다. 그리고 현재의 삶에서 나를 행복하게 할 수 있는 일이 중요하다. 대표적인 것이 취미 생활이다.

우리가 스스로를 먹여 살리고 자식들을 키우게 해준 '돈 버는 능력'은 사실 은퇴 후에는 아무짝에도 쓸모없는 것들이 많다. 오로지 돈을 벌기 위해서 필요한 능력인 경우가 대부분이기 때문이다. 그래서 은퇴 후 유독 산에 가는 사람들이 많다. 산에 오르는 것은 아주 좋은 취미 생활이다. 그러나 이를 취미가 아니라 일처럼 전투처럼 하고 사는 것이 우리네 모습이다. 할 줄 아는 게 없으니 등산복 멋지게 빼입고 먹을거리 단단히 챙겨서 산에 오른다. 산에 가면 산을 구경하고 다니는 것이 정석이다. 빨리 갔다가 빨리 오는 게 목표가 아니다. 그런데 다들 제일 빨리 가서 제일 빨리 내려오기 경쟁이라도 하듯 산행을 한다. 그리고 어디서든 술판을 벌인다. 이것이 산행일까? 에베레스트에 오를 듯한 멋진 복장을 하고 동네 뒷산을 속보로 오르락내리락하는 것은 나도 즐겁고 남도 즐겁게 하는 노력이라고 할 수 없다.

멋진 취미 생활, 은퇴 후를 더욱 값지게 하는 취미 생활은 나도 남도 즐겁게 해주는 그런 능력을 갖추는 길이다. 예를 들어 멋지게 노래하는 능력, 자신의 마음을 그림으로 표현하는 능력, 진솔하게 자신의 삶을 글로 옮기는 능력, 악기 하나를 멋지게 다루는 능력, 보고 있으면 마음이 맑아지는 글씨나 난을 치는 능력, 영화 한 편을 보고 이런저런 이야기를 덧붙여 비평을 내놓을 수 있는 능력, 순간을 멋지게 포착하는 사진을 찍어내는 능력, 이런 능력들이 노후의 삶을 더욱 풍요롭게 해준다.

이런 능력을 갖추는 데 많은 돈과 노력이 필요한 것도 아니다. 예전에는 악기 하나를 배우고 새로운 취미 생활을 시작하려면 큰돈이 들었다. 그러나 요즘은 저렴한 문화센터들이 많아졌고 지역마다 문화원이나 평생학습원도 잘 꾸려져 있다. 반갑게 맞아서 가르쳐줄 곳이 수도 없이 많다. 시작할 준비와 문을 두드릴 약간의 용기만 있으면 된다.

가치 있는 일에 시간과 돈을 투자하라

가치 있는 활동은 무엇일까? 엄밀히 말해 가치 있는 활동이란 내가 정하는 것이 아니다. 사회적으로 이미 정의돼 있다. '누군가를 돕고 사회를 이롭게 하는 활동'이다. 이런 가치 있는 활동에 참여하면 스스로의 가치가 빛나게 된다.

2014년에는 봉사와 같은 일들이 사람의 수명을 연장시켜준다는 연구 결과도 나왔다. 『국제 노인 정신 의학 저널International Journal of Geriatric Psychiatry』에서는 "동정심이 많고 착한 행동을 하는 사람일수록 더 건강하다."는 연구 결과를 내놓았다. 미국 캘리포니아대학 연구팀이 샌디에이고에 사는 50~99세의 주민 1,000명(평균 나이 77세)을 무작위로 추출해 특정 상황에서 '착한 마음'이 어떤 양상을 띠는지 알아보는 조사를 했다. 그리고 남을 측은하게 여기고 행하는 용기 있는 행동, 착한 행동을 하는 사람들이 더 오래 사는 것을 확인했다. 이 결과의 근거는 남을 돕는 사람들은 사회적인 네트워크를 잘 활용하고 인간관계나 유대 관계를 잘 형성해 더 나은 삶과 더 건강한 일상을 누린다는 것이었다.

사실 이러한 연구 결과는 이미 보편적인 이야기가 됐다. 1979년에 이미 미국의 심리학자인 A. J. 맨델은 남을 돕는 과정에서 일어나는 긍정적인 신체 변화를 일명 '헬퍼스 하이'라고 명명하고 남을 도우면서 스스로 행복해진 사람들이 더 건강하게 오래 산다는 주장을 내놓았다. 3,000명의 자원봉사자를 대상으로 연구한 결과 대다수가 남을 도운 후 혈압과 콜레스테롤 수치가 현저히 낮아진 것을 확인했다. 또한 행복 호르몬으로 불리는 엔도르핀이 정상치의 3배 이상 분비되어 몸과 마음에 활력이 넘치는 헬퍼스 하이를 경험한다고 보고했다. 90퍼센트는 봉사 활동 이후 스트레스와 만성 통증, 불면증 등이 해소됐으며 그 상태가 수주 동안 지속됐다고 응답했다.

이 연구 결과는 음악을 들을 때, 춤을 출 때, 악기를 연주할 때, 명상이나 운동 중에 나타나는 몰입의 효과가 봉사에서도 나타난다는 것을 보여준다.

인류를 괴롭히는 난치병의 70퍼센트 이상은 스트레스와 깊은 연관이 있다. 그러니 무병장수를 위해서는 스트레스부터 제거해야 할 것이다. 그런데 남을 돕게 되면 긍정적인 기분과 연관이 있는 뇌의 영역, 즉 미상핵과 측좌핵의 활동이 늘어나 우울감과 스트레스가 해소된다. 일단은 경험해보자. 누구나 헬퍼스 하이를 통해 행복해질 수 있다.

호르몬 교란을 일으키는 약물을 경계하라

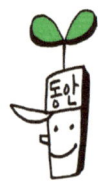

호르몬이 함유된 약물은 호르몬 과잉 증상을 일으키기도 하지만 장기적으로는 호르몬의 생산 능력을 떨어뜨리기도 한다. 호르몬이 몸에 필요한 양보다 많아지므로 자체적으로 만들지 않게 되는 것이다. 내분비샘에서 호르몬 생산을 멈추면 체내 균형이 흐트러지고 쉽게 악영향이 나타난다.

최근 문제가 되고 있는 대표적인 호르몬 제제는 스테로이드 관련 약들이다. 스테로이드는 1932년 빌란트를 비롯한 여러 화학자들에 의해 밝혀진 화합물로 담즙산, 심장독心臟毒, 성호르몬, 비타민D, 부신피질호르몬 등이 있다. 현대 의학에서는 '마법의 약'이라 불릴 정도로 그 역할이 무궁무진하다. 일단 스테로이드는 항염증, 항알

레르기 작용을 하기 때문에 피부과 치료제로 많이 쓰인다. 스트레스에서 벗어나도록 도울 뿐 아니라 체형의 균형을 맞추기도 한다. 운동선수들의 근육증강제처럼 빠른 시기에 건장한 체형을 만들어 주기도 한다.

그러나 그 놀라운 효과에 비견할 만한 부작용도 있다. 기본적으로 스테로이드라는 호르몬은 모든 사람이 갖고 있고 이미 몸에서 분비되고 있다. 신장 위에 있는 부신이란 기관에서, 그리고 고환과 난소에서 스테로이드를 분비한다. 외부에서 이 호르몬이 들어오면 부신은 호르몬이 적정치를 넘은 것으로 알고 호르몬 분비를 줄여 나간다. 지속적으로 스테로이드가 투입되면 부신은 더 이상 일을 하지 않는 상태가 된다. 부신이 역할을 하지 않으면 부신에서 분비되는 다른 호르몬도 분비되지 않기 때문에 인체 여러 부위가 부작용을 일으키게 된다.

스테로이드 제제에 의한 부작용도 있다. 운동선수들의 약물검사에서 자주 검출되는 아나볼릭 스테로이드는 아이들에게는 뼈의 성장판이 일찍 닫히게 하고 남성은 가슴이 커지게 한다. 저밀도의 나쁜 콜레스테롤을 높이고 좋은 콜레스테롤인 고밀도 콜레스테롤을 낮춤으로써 심근경색과 뇌졸중의 가능성을 높인다. 심지어 심장마비로 갑작스런 죽음을 맞을 수 있다. 과민해지고 충동적이 되며 대머리가 될 확률이 높아진다. 간 기능 이상을 초래하고 황달을 일으킬 수 있으며 간 종양의 가능성을 높인다. 고환을 위축시키고 여성의 경우 무월경을 초래할 수 있다. 여드름이 나고 감염의 가능성이 높아진다. 아나볼릭 스테로이드가 근육과 뼈의 양을 늘리는 테스토스테론의 역할을 수행했지만 그보다 더한 대가를 치러야 하는 것이다.

피부과에서 처방되는 당질 코르티코이드계의 스테로이드도 심한 부작용을 동반한다. 피부과에서 쓰이는 당질 코르티코이드는 혈관을 수축시켜 항염증 작용을 하고 면역 작용을 억제한다. 약을 먹거나 주사제를 맞거나 약을 바르면 수일 내에 피부 트러블이 나아지는 것을 경험할 수 있다. 하지만 이를 장기간 복용하게 되면 피부가 얇아지고 피부 아래 혈관이 커져 피부가 붓거나 붉어지는 현상이 나타난다. 세균 감염에 대한 감수성이 증가하고, 소화성궤양이나 정신 흥분, 체지방의 재분포, 체모 증가, 여드름 및 식욕 증가, 백내장 발병, 칼슘 대사 이상으로 인한 골다공증이 나타날 수도 있다.

일반적인 근육 증강제로 알려진 테스토스테론이 함유된 식품들도 호르몬 이상을 불러올 수 있다. 우리가 콩이나 고기를 먹는다고 해서 바로 에너지원으로 쓰이거나 근육으로 자리를 잡는 것은 아니다. 음식에 함유된 단백질을 아미노산으로 분해하는 데 호르몬이 필요하고, 다시 아미노산이 몸속 단백질로 바뀌고 근육으로 저장되는 데에도 성장호르몬, 남성호르몬, 갑상샘호르몬, 부신피질호르몬들이 필요하다. '메틸테스토스테론'이라고 불리는 호르몬 식품은 호르몬들의 활동을 급격하게 늘린다. 과하게 복용하면 간 기능 장애가 생기고 정자가 없어지거나 전립선비대증이 생길 수 있다. 여성은 목소리가 낮아지고 수염이 나며 생리가 멎거나 공격적인 성향을 보이기도 한다.

일반인들은 호르몬 관련 제제를 처방받을 일이 많지 않지만 무심코 복용하는 약물과 건강 보조제 중에 호르몬 성분이 들어가 있을 수도 있다. 호르몬 제제의 위험성을 잘 알고 돌다리도 두드려보는 심정으로 체크해보면 좋을 것이다.

환경호르몬을 경계하라

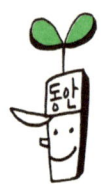

환경호르몬이 왜 나쁜가?

환경호르몬의 사전상 정의는, "신체 외부에서 들어와 인간이나 동물, 그중에서도 특히 태아의 신체 기관의 기능이나 생장을 방해하여 심각한 건강상의 문제를 일으키는 화학물질이나 화학물질 혼합물"이다. 환경호르몬은 호르몬 분비를 총괄하는 내분비계에 혼란을 주어 균형 잡힌 성장을 방해한다.

사실 환경호르몬이 인류사에 등장한 것은 고작 수십 년 전이다. 화학 유기물을 만들어내는 인류의 능력이 폭발한 것이 제2차세계대전 말부터다. 제2차세계대전 이후 시장에 등장한 화학물질이 8만 7,000 종이 넘는다. 불과 몇십 년 전에 등장한 환경호르몬이 인류는 물론이고 여타 척추동물의 신경계와 호르몬계를 망가뜨리고 있다.

오늘날 인류가 만들어낸 화학물질 중에 안전 검사를 받은 것은 극소수에 불과하다. 일일이 검사한다고 했을 때 안전 검사를 통과하지 못할 것들이 대부분이다. 그러나 수십 년간 인류는 화학물질을 남용했고 안전하지 않은 화학물질이 공기와 흙, 물 할 것 없이 어디에나 퍼져 나갔다. 환경호르몬과 인체에 유해한 다양한 물질들이 인류를 위협할 수준에까지 이르렀다. 그런데 안타깝게도 인류는 이에 대한 어떠한 방어책도 만들지 못하고 있다. 인류는 가짜 호르몬에 대처할 충분한 시간을 갖지 못했고, 당연히 환경호르몬을 막을 방법을 찾지 못했다. 인체의 진화나 발전, 어떤 변화도 일어나지 않았다.

환경호르몬에 대한 우리 인류의 가장 큰 문제는 '이렇다 할 대책을 마련하지 못하는 것'이다. 환경호르몬의 여러 가지 폐해를 알고 있고 느끼고 있으면서도, 일부 유독성을 가진 환경호르몬 유발 화학물질을 사용하지 못하게 한다거나 환경호르몬이 특히 많이 발생하는 산업을 서서히 줄여 나가는 수준에 머물고 있다. 현실적으로 수만 개에 달하는 물질을 다 사용하지 못하게 막지는 못하는 실정이다. 그래서 오늘도 우리는 여기저기서 발생하는 환경호르몬을 그대로 몸으로 흡수하고 있다. 주택이나 아파트 건설 현장에도, 식용으로 키워지는 가축들이 처방받는 주사제에도, 우리가 쉽게 쓰고 버리는 다양한 일회용품 속에도 환경호르몬은 있다.

환경호르몬은 인간의 몸 밖에 존재하다가 인간의 몸속으로 들어와서 호르몬인 양 행세한다. 앞서 설명한 대로 호르몬은 세포막의 수용체와 결합해야만 목표로 하는 신호 전달을 한다. 그중에서도 지질 계통 호르몬은 막을 쉽게 통과한 뒤 직접 수용체와 결합, 유전자들의 스위치를 켜서 단백질을 합성하라는 신호를 전달한다. 쉽게 말해 호르몬은 하나의 열쇠와 같다. 호르몬이 수용체에 결합해 열쇠와 자물쇠의 궁합이 맞으면 세포의 기능이 활성화되는 원리다. 그럼 환경호르몬은 무엇이냐? 환경호르몬은 가짜 열쇠에 비유된다. 가짜 열쇠이면서 자물쇠와 궁합이 맞아 기능을 활성화시킨다. 이런 식으로 우리의 내분비계 즉 호르몬이 혼란에 빠지게 한다.

우리 몸에서 생산하는 호르몬은 수명이 짧고 우리 몸에 머무르는 시간도 메시지를 전달하는 그때뿐이다. 우리 몸의 호르몬은 몸속 조직에 쌓이지도 않고 임무를 마치면 그대로 사라진다. 그러나 환경호르몬은 배출이 잘 되지 않아 오랫동안 인체에 머물면서 지속적으로 작용을 한다.

인체가 분해해내지 못하는 환경호르몬은 대부분 지용성 물질로서 물에 녹지 않아 몸 밖으로 배출이 되지 않는다. 배출되지 않은 환경호르몬은 지방세포에 머물며 몸에 영향을 미치는데, 여성의 경우 유방과 난소, 태아의 성장을 돕는 태반에 지방이 많이 분포하므로 그 영향력에서 자유로울 수 없다. 다이어트를 통해 지방이 분해될 때 몸속을 떠돌아다닐 수도 있고 임신과 수유 중에 아이에게 그대로 전해질 수도 있다. 지금까지 연구된 바에 의하면 수은은 호르몬 장애와 탈모를, 카드뮴은 갑상샘 장애와 습관성 유산 및 자궁근종을, 살충제는 불임을, DDT와 DDE, DDD는 유산을, PCP와 HCH는 자궁근종을, 폴리염화비페닐계 물질은 자궁내막증과 자신의 갑상샘을 공격하는 자가 면역 반응의 항체들을 만들어내는 것으로 밝혀졌다.

또한 환경호르몬은 인체가 만든 호르몬보다 적응력이 뛰어나서 다양한 수용체와 결합하며 모양을 변형시킨다. 한 곳에만 영향을 미치는 게 아니라 이곳저곳에서 문제를 일으키기 쉽다. 또한 생물체 내에 오래 머물면서 농축 현상을 일으킨다. 예컨대 폐수를 바다에 버려 오염된 물을 마신 플랑크톤이 환경호르몬을 먹었다고 해보자. 플랑크톤은 새우의 먹이가 되고 새우는 가자미의 먹이가 되고 가자미는 참치의 먹이가 된다. 이런 식으로 자연환경에 버려진 환경호르몬은 먹이사슬을 타고 이동해 최고 포식자로 갈수록 체내에 더 많은 환경호르몬이 쌓이도록 한다. 생태계 최고 포식자라고 할 수 있는 인간에게 환경호르몬이 가장 많이 쌓일 수밖에 없다.

잘 알려진 대로 환경호르몬은 여성호르몬인 양 돌아다니면서 남성의 정자 수를 감소시킨다. 환경호르몬은 에스트로겐 같은 인체호르몬을 흉내 낸다. 여성호르몬인 에스트로겐을 흉내 낸 환경호르몬이 몸속에 많이 들어오면 우리 몸은 여성호르몬이 증가한 것처럼 변화하며 남성호르몬의 작용에도 방해를 한다. 그 결과 정자 수가 줄어들고 이상한 모양의 정자가 생기거나 운동성이 떨어지는 정자들이 만들어진다. 또한 환경호르몬은 남성호르몬인 안드로겐이나 갑상샘호르몬, 프로게스테론의 기능을 중화시키거나 억제한다. 인체에서 분비된 호르몬의 생산과 소멸, 대사 방법을 바꾸고 호르몬과 같은 천연 물질의 분비를 자극해 우리 몸의 호르몬 균형을 깨뜨린다.

좀 더 극단적으로 이야기하면 환경호르몬은 모든 것을 망칠 수 있다. 누군가 이제 막 새로 산 멋진 자동차의 엔진에 망치를 던져 넣었다고 생각해보자. 분명히 자동차의 어느 부분에서 문제가 생길 것이다. 그리고 그러한 문제는 자동차가 멈추거나 폭발하는 식으로 나타날 것이다. 환경호르몬은 자동차에 던져진 망치와 비슷하다. 호르몬이 아닌 환경호르몬이 인체에 들어오면 잘못된 신호에 인체는 반응하게 된다. 환경호르몬은 우리 몸속에서 거짓 신호를 이용해 어느 한 곳의 스위치를 켜거나 끌 수 있다. 마치 몸속 호르몬인 것처럼 활동하며 몸의 균형을 깨뜨릴 수도 있다.

몸을 망치는 대표적인 환경호르몬 알아보기
환경호르몬이 우리 몸에 미치는 악영향은 이루 말할 수 없이 많다. 문제는 우리가 환경호르몬의 폐단을 알아도 좀처럼 환경호르몬에 노출된 환경에서 벗어날 수 없다는 것이다. 우리가 편의를 위해 일상적으로 사용하는 다양한 물건에 이미 환경호르몬 성분이 다량으로 포함돼 있다.

인류가 주의해야 할 독성 물질을 포함한 물질로는 비스페놀A, 프탈레이트, PFOA, 포름알데히드, PBDE, 살충제, 제초제, 다이옥신, 휘발성 유기화합물, 벤젠프로필알코올, 염소 등이 있다. 이들 중에는 익히 들어 알고 있는 것도 있고 생소한 것도 있다. 그러나 이들 모두 우리 주변에 흔히 있는 물질들이며 그만큼 우리가 환경호르몬에 노출돼 있다는 것을 알 수 있다.

일례로 2013년 시중에 유통되고 있던 비닐 장판의 절반 이상에서 환경호르몬이 기준치를 최고 10배 초과한 것으로 보도됐다. 비닐 장판의 전 종류에서 검출된 프탈레이트라는 환경호르몬은 플라스틱의 유연성과 탄력을 높이는 물질로서 내분비기관에 악영향을 주며 뇌세포의 발달 장애를 일으킨다. 특히 남성호르몬 분비를 억제시킨다. 그런데 대다수 장판에서 기준치를 넘는 프탈레이트가 검출된 것이다. 산업의학과 전문의는 태아의 신경계 손상, 미숙아 조기 출산, 영유아의 생식기 장애를 경고했다. 우리나라 사람들은 온돌 생활을 한다. 온돌 위에다 장판을 깔고 생활하는 상황이다 보니 위험성은 더욱 크다. 그런데 이 기사가 나가자 제조업체들은 PVC 바닥재를 대체할 저렴한 소재를 찾지 못하는 현실적인 문제를 지적했다.

비스페놀A는 전 세계에서 가장 많이 사용되는 화학물질 중 하나로 플라스틱 제품, 통조림, 탄산음료의 캔, 음식물 포장재, 유아용 젖병, 장난감 등에 사용된다. 비스페놀A가 몸속에 쌓이면 심장병, 당뇨, 간 질환을 일으키고 발육을 지연시킨다.

테프론으로 처리된 주방 용기도 높은 열을 가하면 녹아내려 환경호르몬을 배출한다. 테프론은 음식이 들러붙지 않도록 프라이팬 등에 칠하는 물질로 유명하다. 이 테프론은 암, 선천성 기형, 갑상샘 기능 저하를 일으킨다.

발암물질로 악명이 높은 포름알데히드는 합판, 베니어판 등 나무로 만든 제품에 접착제로 사용되고 비누와 섞어 스티로폼처럼 만들어 전기 절연 장치로 사용하기도 한다. 벽, 가구, 마룻바닥, 벽장 등에 사용돼 가스로 방출되는데 0.1~5피피엠의 미량으로도 건강을 해칠 수 있다. 옷, 침대, 가전제품, 실내장식 용품에 사용되는 불활성 물질 PBDE는 갑상샘 기능 저하, 불임을 유발한다.

살충제 성분은 식물뿐만 아니라 인간에게도 영향을 주어 근육마비나 심장병을 일으킨다. 일반 가정에서는 살충제와 제초제, 다이옥신, 휘발성 유기화합물, 벤젠 등은 사용하지 않는다고 생각하지만 사실 이 화합물들은 우리 생활에 상당히 깊이 침투해 있다. 페인트, 샴푸, 기저귀 등 수많은 일상용품에 살충제 성분이 포함돼 있고, 농사 지을 때나 사용한다고 생각되는 제초제 역시 공기를 타고 이동해 우리의 호흡기를 위협한다.

대표적인 환경호르몬인 다이옥신은 농약을 만들거나 쓰레기를 태우는 과정에서 쉽게 발생한다. 대기오염의 주범인 휘발성 유기 화합물은 실내에 쌓여 암, 호흡기 질환, 두통, 어지럼증, 뇌 기능 저하를 일으킨다.

우리가 쉽게 사용하는 방향제 혹은 방향성 물질에는 벤젠이 들어 있는데 벤젠은 최초로 입증된 발암물질이다.

이외에도 뛰어난 방부 효과 덕분에 화장품에 많이 사용되는 프로필알코올은 간 기능을 저하시키는데 향수와 샴푸, 무스, 플라스틱 용기 등에 포함돼 있다.

살균을 위해 수돗물에 첨가되는 염소는 여성호르몬으로 알려진 에스트로겐과 같은 물질로 쉽게 변성돼 암을 일으킨다. 치약, 세제, 비누 등은 염소와 반응해 클로로폼 가스를 발생시키는데 이 가스는 우울증, 간 질환, 암을 발생시킨다.

환경호르몬을 줄이는 8가지 방법

다음은 환경호르몬을 줄이기 위해 할 수 있는 8가지 간단한 방법이다. '세계야생생물기금'에서 권고한 내용을 중심으로 정리해보았다.

첫째, 먹이사슬의 밑부분에 있는 음식들을 먹는다. 밭에서 기른 채소가 대표적이라 할 수 있다. 그러나 이 또한 유기농을 이용하는 것이 바람직하다.

둘째, 플라스틱 용기 사용을 자제한다. 플라스틱은 합성화합물로 만들어진다. 음식을 담을 경우 플라스틱의 환경호르몬이 음식을 통해 우리 몸으로 그대로 들어온다. 특히 플라스틱을 전자레인지에 돌릴 경우 그 위험성은 더 커진다.

셋째, 살충제에 노출되지 않도록 한다. 살충제를 직접 쐬지 않더라도 공기 중에 떠 있을 수 있고, 살충제가 묻어 있는 물건 등을 통해 2차 접촉이 될 수 있다. 아이들과 애완동물들이 살충제에 노출되지 않도록 주의한다.

넷째, 금연한다. 담배는 잘 알려진 환경호르몬들이 담긴 나쁜 기호품이다. 니코틴, 타르, 암모니아 외 4,000여 가지의 발암물질과 독성 물질이 들어 있다는 것을 명심하자.

다섯째, 폐건전지를 지정된 장소에 버린다. 여러 가지 중금속이 포함된 폐건전지 역시 위험한 오염 물질이다.

여섯째, 손을 자주 씻고 바닥과 창틀을 자주 청소한다. 가라앉은 먼지 속에 환경호르몬이 함께 있을 수 있다. 쓸고 닦아 먼지를 제거한다.

일곱째, 초강력 세제를 사용하지 않는다. 세제에는 석유에서 추출한 계면활성제가 들어 있다. 계면활성제는 지방 같은 지질을 물에 쉽게 녹게 해주는데 이에 장기간 노출되면 신체 신경 기능 장애, 면역력 저하로 인한 아토피, 천식, 비염이 유발된다.

여덟째, 치아에 수은을 사용한 충전재를 넣지 않는다. 흔히 '아말감'이라고 알려진 치아 충전재는 수은과 다른 금속을 합금한 것이다. 보통 수은, 주석, 구리의 아말감이 치과용 충전재로 쓰인다.

지금 이 순간에도 환경호르몬이 우리 몸속으로 들어와 호르몬 균형을 깨트리는 일이 진행되고 있다. 앞으로 인류는 환경호르몬과 거대한 싸움을 치러야 할지도 모른다. 당장은 환경호르몬의 폐해를 최소화할 수 있는 방법을 찾아 일상생활에서 실천하는 것이 최선이다.

● 에필로그

여유가 명약인 세상입니다

요즘은 남녀노소를 막론하고 분노조절이 안 되는 '감정 조절 장애인'들이 참 많은 것 같다. 그만큼 세상이 각박하다는 이야기일 것이다. 별것 아닌 일에 목에 핏대를 세워가며 고래고래 소리를 지르고, 큰 실수를 한 것도 아닌데 사과를 하라며 눈을 부라리고, 자신의 감정을 추스르지 못해 애먼 사람들에게 폭행을 가하는 일들이 심심치 않게 목격되고 뉴스로도 회자된다.

나 역시 일상에서 부딪혔던 몇 가지 일들이 쉽게 떠오른다. 장을 보러 마트에 가면 서너 살 된 아이와 젊은 엄마의 실랑이가 쉽게 눈에 띈다. 아이의 조그만 실수에도 엄마는 "너, 엄마가 하지 말랬지?" 하며 언성을 높인다. 저녁 시간 산책길에서는 "너 학원 숙제다 했어? 도대체 언제 하려고 그래?" 하는 부모들의 잔소리가 들려온다. 가끔씩은 공공장소에서 부모들이 6~7세 혹은 초등학생 아이를 때리는 일도 보게 된다. 길어봤자 10년 내외의 인생을 산 아이들을 대하는 부모의 언사가 가혹하리만큼 매섭다.

가끔은 '아이의 잘못을 핑계 삼아 부모들이 스스로의 짜증을 분출하고 있는 것은 아닐까?' 하는 생각이 들기도 한다. 아마도 부모의 짜증은 불안감에서 시작된 것이리라. 어릴 때부터 경쟁 사회에서 살아남을 훈련을 시켜야 한다는 잘못된 강박관념이 부모를 더욱 조바심 내게 하는 것 같다.

이외에도 분노를 참지 못하는 현장을 목격하거나 실제로 당하는 경우가 종종 있었다. 횡단보도를 건너는데 맞은편에서 오던 이가 다짜고짜 "우측통행 몰라? 이 바보 멍청아! 눈은 폼으로 달고 다니냐!" 하고 소리를 질러 몹시 당황했던 경험이 있다. 상대방의 통행을 방해할 생각이 있던 것도 아니었는데, 생전 처음 보는 사람에게서 험한 소리를 들으니 하루 종일 기분이 좋지 않았다. 이 외에도 끼어들기를 했다고 차 문을 열고 삿대질을 해대며 육두문자를 쓰는 사람, 뒤틀린 속을 풀어보겠다고 사고의 위험을 무릅쓰고 보복 운전을 하는 사람들이 도로 위에 넘쳐난다.

도대체 왜 그럴까? 아무리 노력해도 나아지지 않는 피곤한 삶에서 남을 배려하는 여유를 찾기란 불가능할지도 모르겠다. 경쟁 사회에서 긴장과 스트레스 속에 살다 보니 '어떤 식으로든 절대로 손해는 보지 않겠다.'는 마음까지 생겨난다. '조금만 건드려도 가만 안 둘 거야!'라며 전투태세로 사는 이들도 있다.

  상황이 이렇다 보니 진료 현장에서는 소화가 안 되고, 가슴이 너무 뛰고, 열이 나고, 혈압이 오르는 증상 때문에 약으로 하루하루를 버티는 환자들을 자주 만나게 된다. 대부분 감정을 다친 이후 이러한 몸의 증상을 겪고 있다. 대수롭지 않은 일에도 발끈하며 위기 모드로 진입해, 분노로 자신의 감정을 표출하는 환자들의 일상을 듣고 있으면 안타까운 마음이 든다. 긴장을 풀고 숙면을 취해 세로토닌과 멜라토닌의 도움을 받으면 대부분 좋아질 병들인데 스스로 해법을 찾지 못하는 것이 못내 아쉽다.

  그러고 보니 이 글을 쓰는 나부터도 하루에 30분도 햇볕을 쬐지 못하고 살고 있다. 햇빛 아래 한가로이 거닐어본 게 언제인가 반성해본다. 유년 시절에는 여름 한낮에도 밖에서 땀을 흘리며 노는 것이 일상이었다. 하지만 요즘은 천연 호르몬 유도체인 햇빛을 보는 일이 밤하늘 별 보기만큼 드문 일이 되었다.

  이 책에서 강조하고자 한 것은 '아주 소량의 호르몬이 균형 있게 분비되어 충실히 임무를 수행하면 우리 몸은 항상성을 지키며 건강을 유지할 수 있다.'는 것이다. 그러기 위해서는 몸을 돌보고 살피는 노력이 필요하다. 각박한 세상이라고 혀를 끌끌 차기 전에 누구도 아닌 나를 위해서 여유를 가져보자. '내가 싫으면 남도 싫을 것'이라는 단순한 논리로 양보하고 배려하는 마음이 생기도록 말이다. 더불어 날씨가 좋은 날에는 30분이라도 태양을 즐기며 걸어 보자. 특히 선글라스, 선캡으로 무장하지 않고 그대로 햇볕을 즐기기를 권한다. 몸이 좋아지면 기분이 좋아지고 기분이 좋아지면 누구의 잔소리를 듣지 않아도 여유가 생긴다. 복잡하고 바쁜 세상살이이지만 건강은 꼭 지키고 살자. 여유가 곧 명약인 세상이다.

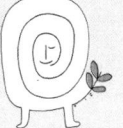

내 몸을 살리는 호르몬

ⓒ 2016 오한진

초판 1쇄 인쇄일 2016년 3월 29일
초판 1쇄 발행일 2016년 4월 8일

지은이	오한진
펴낸이	정은영
편집	사태희 최진
펴낸곳	(주)자음과모음
출판등록	2001년 11월 28일 제313-2001-259호
주소	(04083) 서울시 마포구 성지길 54
전화	편집부 (02)324-2347, 경영지원부 (02)325-6047
팩스	편집부 (02)324-2348, 경영지원부 (02)2648-1311
이메일	jamoteen@jamobook.com

ISBN 978-89-544-3557-4 (13510)

이지북은 (주)자음과모음의 자기계발·경제경영·실용 브랜드입니다.

잘못된 책은 교환해드립니다.
저자와의 협의하에 인지는 붙이지 않습니다.

이 도서의 국립중앙도서관 출판예정도서목록(CIP)은 서지정보유통지원시스템 홈페이지
(http://seoji.nl.go.kr)와 국가자료공동목록시스템(http://www.nl.go.kr/kolisnet)에서
이용하실 수 있습니다.(CIP제어번호: CIP2016007467)